日垣 隆

れそうな心の鍛え方

GS 幻冬舎新書 144

折れそうな心の鍛え方／目次

第三章　「まずは応急処置」編 59

第四章　「日々、鍛えてみよう」編

プロローグ

――「医療関係者のみなさん、しばらく黙っていてください」

この本はもしかすると、心の病気の専門家に喧嘩を売ることになるかもしれません。断固として医者に行かず、あらゆる手段を片っぱしから試し、すべての方策を総動員して、素人が自己流のやり方で「ウツに克とう」という試みなのですから。

三年前、私は二五年ぶりにウツになりかけました。強烈な喪失感とストレスが襲い、日ごとに、というより朝と昼と夜で気分がジェットコースターみたいに上下する毎日が続いたのです。

ときどき胃も痛みました。頭も――（笑）。さすがにヤバい感じです。ウツウツな気分なのに、ウツに関する大量の本を読み（ぱたりと倒れてもです）、事情を知ってくれている親しい友人たちに相談し、メモを大量に書きながら、私は自分の体験を客観視する努力を続けました。

当時、抱えていた毎月の締め切りは約五〇本。ラジオ番組の収録が週一回。それらをこなしながら（原稿を一本も落とすことはありませんでした）、何とかここから這い上がろうと、思いつく限りの「ウツに克つ」試みをしました。

素人目で見ても、「そういうことはしないほうがいい」と言われるに決まっているような振る舞いでしたが、悪戦苦闘の末、ほぼ、立ち直ることができたのです——もちろん、生身である、悩み多く生きている人間である以上、完璧な立ち直りではありませんが。

自分で調べてみても、親しい人から見ても、そのころの私は明らかに「ウツ」という状態でしたが、医者に行かなかったのには、私なりの理由があります。

そもそもウツ病かどうかは、医者が一方的に決めるにすぎません。

「あなたはウツです」と診断が下れば、周囲だけでなく、本人まで「ほっ」としたりします。

現実には境界領域が曖昧《あいまい》な現象のほうが多いのに、どこかで線を引きたがるのが専門家です。

しかし人間には、いろいろな「状態の幅」があります。

日常生活に大きな支障をきたし、さらに自殺の危険もある状態はどうでしょう？

これは明らかに医療の領域である「ウツ病」であり、専門家と医学の力を借りたほうがいいに決まっています。

では、落ち込んだ状態はどうでしょう？

例えば悲しい出来事に見舞われ、ひどいショックを受け、しばらくの間、ろくに食べられない、眠れない人がいても、それはごく自然な感情の発露だと私は思います。

落ち込みからウツ状態までの微妙なグラデーションは、もしかすると人間の精神の正常なありかたかもしれないのです。

ところが医者に行けば、たいていの場合、それらのグラデーションは奇妙な具合に整理整頓されてしまいます。深刻な「ウツ病」と「落ち込み〜ウツ状態」を、一緒くたに医療の手にゆだねてしまうことに対して、私は疑問を抱いていました。

その人の心の状態を「病の領域だ」と診断することで、確実に儲かるのは抗ウツ剤（SSRIやSNRIなど）のメーカーと処方部局です。ずっと常用してもらえたら「しめたもの」というわけですね。

このような言い方をすると、医療関係者、医薬関係者から文句が出ます。

しばらく黙っていてください。

私の場合、幸か不幸か、自分がなぜ落ち込んでしまったのか、原因がわかっていました。

ここ数年立て続けに、個人的になかなか痛ましい事態が続きました。まずは私の長期取材中に起きた、大人の静かな品格があり、生意気な私の乱暴な意見にいつも謙虚に耳を傾けてくれていた父の逝去、親しさを増していた同世代の難病による早すぎる死、そして仲がすこぶる良かった同業者二人のがんによるあまりに早い昇天、長男と次女の相次ぐ発病、長女の失業と倒産の連鎖——このあたりまでは、よくあることとして家族や友人やスタッフの絆を強めて耐えられました。けれども、一日前までまったく予想していなかった大親友の突然死、今から考えてみれば、地上で最も信頼していた親子（あくまで当時）が私の全財産と全信頼とを奪って居直るに及び呆れ果てつつ、さらに不況ゆえなのか過労ゆえなのか偶然なのか、二十年来とてもお世話になってきた編集者（岩波書店の社長、信濃毎日新聞社の元文化部長、文藝春秋で他部門に在籍しながらノンフィクションを深く愛していた人）たちが相次いで亡くなり、いくつもの終わりなき喪失感に耐えられず、私自身のコップの水が、ついに溢《あふ》れ出てしまったのだと思います。

因果関係がかなり明白な形でウツになるのは、複雑骨折をしたようなものです。

複雑骨折をした人に、痛み止めを打ち続けて歩かせるのは、対症療法にすぎません。一時的には痛みが和らいでも、クスリが悲しみや喪失を埋め合わせてくれるわけでは絶対にありません。

「それならばクスリに頼らず、自分で治す道はないものか？」

私はそう考えたあげく、医者に行かないという選択をし、ウツに克つべく、戦いを開始したのです。

本書では、ウツにならない、なっても克つための「折れそうな心の鍛え方」を五〇項目にわたって具体的に紹介します。周囲の力を借りながら「自分で治す」という意志のもと、多くの学術論文も読み、各方面の専門家に取材し、総力戦の試みを続けてきました。体を張って有効性を検証した体験的方法論を伝えることで、つらい思いをしている方々の力になれるのではないか。それが、やたらクスリを処方したがる医者でも、他人事《ひとごと》として考えがちな研究者でもない私が、このような本を書いた理由です。

ウツ病の領域までカバーするものでないことは、あらかじめお断りしておきます（医療関係者のみなさん、お許しください、このあたりでなごやかに手打ちといきましょう）。

本書で言うところの「ウツ」は、日常的な「落ち込み」の連続線上にあり、「ウツ病」とは一線を画すものです。

誰もがウツになるのでしょうか？――そういうわけでは、もちろんありません。

では、誰もがなりうるのか？――もちろん、そうです。

ウツを確実に避ける方法はあるのでしょうか？――そんなものは、ないと思います。

生まれつき控えめで、言いたいことが言えない「おとなしい人」がなるというわけではありません。ストレスフルな生活を送っている人だけが、なるわけでもありません。

また、何かのきっかけがあってウツに陥る場合、たいてい、その原因は自分ではどうにもならないことです。自力でどうにかなる問題でしたら、落ち込みません。

ウツの原因は、言ってみればインフルエンザ・ウイルスのようなもので、いつ何時、誰が罹《り》患《かん》するかわからないほど日常に溢れています。インフルエンザにかぎらず、ウイルスは常に変異しますから、一〇〇パーセント完璧な予防ワクチンというものはありません。

一番良い「予防」とは、栄養をとり、日々、体を鍛えておくことです。

不幸にも感染してしまったとき、もちろんクスリは有効なのですが、病状が軽くすむか重くなるかを決めるのは、日ごろの生活で培われた自己免疫力です。

「心を鍛える」のも、同じことなのだと思います。

第一章 「勝手に自己診断」編

1──「喪失の落ち込み」をウツ病にするのはもうやめよう

朝、起き上がることができない。

会社に行くべく電車に乗ろうとしても、つい一台やり過ごしてしまう。

食欲がない。眠れない。何をする意欲も湧かない。

この状態が二週間続いた女性が、精神科、あるいは心療内科に行ったとします。

医者に症状を話すと、「ウツ病の薬」を処方されます。その結果、なんとか眠れるようになり、食事はきちんととれないものの、プリンくらいなら口にできるようになったとしましょう。

彼女ははたして、ウツ病でしょうか?

これだけの情報では、私には判断ができません。

しかし、多くの医者はウツ病だという診断をします。

それは私が素人で、医者がプロだからではありません。理由は、「落ち込みの症状が二週間続けば、ウツ病と診断して良い」とされているからです。

「処方した薬が効いたのだから、やはり病気だったのだ」というおかしな診断がなされることすらあるようです。

考えてみれば、これはずいぶん、恐ろしいことに思えます。

すべてではありませんが、心の病気で処方されるクスリの中には、ごく平穏に過ごしている人が飲んだとしても気持ちが上向き、より元気になるようなものも存在します。

極端に言うと、腰痛に苦しんでいる人に心の病気のクスリを処方したら「なんだか気分がよくなった」というとき、「腰痛の原因は心の病気でした」と結論づけているようなものです。

本当にクスリが必要な人と、グレーゾーンなのに不必要にクスリを飲んでしまう人は区別したほうがいいというのが、私の意見です。

もし、冒頭で挙げた女性が、「失恋の二週間後」だったらどうでしょう？

彼女の状態は心の病気でもなんでもなく、自然な感情であり、恋に破れて落ち込むのは「人間の証明」ではないでしょうか。失恋しても平然としているほうが、どうかしていますし、私のまわりを見渡せば、一週間どころか二年くらい引きずる人はザラにいます。

落ち込みやストレスをすべて「心の病気」と決めつけ、医者に丸投げするのは、もうやめましょう。

失恋した人が、クスリによって元気になることもあるでしょうが、それよりは新しい恋人をつくったほうが、ずっと幸せな解決策だと私は思います。

2──「バカボンのパパ」は変人だから愛される

ウツ病は英語でdepression、「不況」にも同じ言葉が使われています。「不況」という概念は、市場経済が成立した近代以降にできあがったものです。「ウツ」も、近代医学の成立に伴って、「ウツ病」という病気になりました。

不況も心の病気も、その歴史はせいぜい一〇〇年ちょっとのものということです。「病気」は医者によって「発見」され、「ラベリング」されて誕生します。診断して処方することが医療関係者の「フレームワーク」ですから、当然の話です。

以前、アスペルガー症候群の子どもをもつ親の会の人たちと話をする機会があったとき、「日垣さんは、典型的な〈アスペルガーの子ども〉だったんでしょうね」と口々に言われました。そういえば、「落ち着きがない」と注意されることはしょっちゅうでしたが、私が幼かった時代、アスペルガーというラベルは発見されていませんでした。

赤塚不二夫さんの『天才バカボン』のパパは特異なキャラクターとして愛されていますが、彼を病院に連れて行けば、何らかの心の病気と診断されるかもしれません。

現実の世界でも、かつては個性の範囲で収まっていたものが、いまや病としてラベリングされています。

もちろん、私はこれが悪いことだと述べたいのではありません。ただ、「病気だ」という情報を得ることによって、自分の中の「あやうい部分」を過剰に引き出し、自ら誤ったラベリングをしないように気をつけたいということです。

医者が授業や講演で、たとえば筋ジストロフィーのような、神経内科系の一〇万人に一人という難病について話をすると、一人や二人の割合で「自分もその病気ではないか?」と思い込む人がいるそうです。

いかにまれな病気でも、その兆候を分解すれば平凡な要素があります。「あれっ、最近、ちょっと重いものがもちあがりにくいから、筋肉が弛緩《しかん》するあの難病じゃないか?」などと、思い当たることがあっても不思議ではありません。微妙な心の状態であれば、なおのことでしょう。

「心の病気は誰でもなる」という考え方は救いではありますが、ちょっとした落ち込みを深刻なウツだと思い込む現象に拍車をかけた感も否めません。

だからこそ、医療機関に行く前の「冷静な自己診断」が大切になってくると思うのです。

3―会社に行けずディズニーランドは楽しくても、自分を責めない

心の病気への周囲の反応は、たいてい極端です。

ちょっと具合が悪いと言っただけで、腫《は》れ物にさわるような扱いをされることもあります。逆に「そんなの気のせいだ」と、一方的に決めつけられることもあります。

無責任だったり、根拠がなかったりするまわりの意見にゆれるくらいなら、医療関係者の診断を仰いだほうがよほどいいでしょう。

もしもあなたが落ち込んで会社を休んだとき、「そんなのはただの甘えだ。サボり癖だ」と他人から断じられても、生真面目《きまじめ》に耳を貸す必要はありません。自分が本当に不調であるなら、それに病名がつこうとつくまいと、まがうことなき深刻なトラブルです。

「精神的に具合が悪くて休んでいるなら、二四時間家から出ずに、ふさぎ込んでいるはずだ」というのも、よくある誤解の一つです。

二四時間、同じテンションの人は滅多にいません。会社ではキビキビしている人も、家に帰ればだらけていたりします。明石家さんまさんは、二四時間同じテンションで明るいそうです

が、一緒にいる周りの人は疲れてしまうと言います。ずっと同じテンションを保つというのは、高くても低くても特殊な例だということです。

落ち込みというのは、二四時間、同じようには続かないと理解しておきましょう。

「ストレスを理由に会社を休んでいる人がディズニーランドに行き、ミッキーマウスとはしゃいでいる姿を目撃した」。こんなとき、会社の同僚は責めたてるかもしれません。

しかし、波があるのが人の心です。本当につらくて会社には行けないのも真実。せめてもの気晴らしにディズニーランドに行き、ミッキーマウスと握手したその一瞬だけ、ふっと心が軽くなって笑えるのもまた真実です。

しばらく前、フィリピンの小さな島に行ったときのことです。珊瑚礁《さんごしょう》の上に浮かぶ人口五〇〇人ほどの離島ですが、けっして静かな場所ではありませんでした。

闘鶏用のニワトリが日の出とともにコケコッコーと鳴き、よほど鈍感な者でも目が覚めます。早朝どころか夜中の二時でも、あほな一羽が鳴けば、ほかのニワトリも朝と間違えて唱和するのです。彼らは、人間の賭け事にすぎない闘鶏で負ければ、その場で食われてしまいます。

ブヒブヒうるさい豚も、まるまると太らされたあとは、五月の島の祭りで人々に食われます。

夜中には、島全体で一二頭ほどしかいない犬たちが、小さな縄張りをめぐって争い、本気で吠えあいます。

たいていの来訪者は、夜中に犬の遠吠えで目が覚め、日の出とともにとんでもない大音声で鳴くニワトリたちの声で飛び起きるでしょう。

島には、水道もなく、道路もなく、もちろん電気など本島から来ていません。次期村長候補が寄付をした中古の自家発電装置が、夕餉《ゆうげ》時《どき》前後に起動されはするものの、夜空には息を呑むほど濃厚に天の川が流れているほかは、島全体が真暗闇に包まれます。

暗闇のなかでは、本当に何もできないので、選択の余地なく寝るしかありません。

私は幼いころから偏差値七五並みの睡眠障害ですが、この環境下ではあっという間に眠りに落ちてゆきました。それどころか、夜七時間ぐっすり寝て、昼寝もたっぷり、という感じです。

この島での時間の流れは、日本とはまったく異質のものです。

人の心の波は常に変わります。さらに環境の変化があれば、四〇年以上の付き合いの睡眠障害さえ、一時的にであれ、遠のいてしまうこともあるのです。

この微妙なうつろいを、一番よく見つめているのは、ほかならぬ自分自身なのだと思います。

4——「好きだったことがイヤになった」は落ち込みのバロメーター

自分がどの程度、落ち込んでいるのか？

勝手に自己診断する手軽な方法は、「意欲の湧かなさ加減」を調べてみることです。

落ち込みの初期症状は、イヤなことがもっとイヤになります。嫌いな人に会いたくない、会いたくないから出かけるのが億劫《おっくう》……といった具合です。

もっとも、はつらつとした状態のときでも、すべてに対して意欲溢れる人というのは、滅多にいません。

例えば、「今日は残業してでも、このデータ入力を終わらせないと……！」と焦っているとき、大嫌いな上司から「おい、この書類を明日までに一〇〇部コピーしておいてくれ」と横柄に命じられ、「ハイ、喜んで！」と意欲まんまんで答える人はそういないでしょう。「イヤだ、やりたくない」と感じるのが普通です。

つまり、イヤなことがイヤなのは、そう珍しくはないということ。

初期症状からさらに落ち込みが悪化しているかどうかは、好きなこと、本来なら楽しいことに対しての意欲の有無が目安になってきます。

私の場合、「買い物意欲の低下」によって、症状の悪化を自覚しました。

「買い物の楽しみも知らない男なんて、ちょっとまずいのではないか」

こんなふうに公言しているほど、私は買い物好きでした。「買うべきものリスト」を作成して常に財布に忍ばせ、『何でも買って野郎日誌』（角川書店）や『通販な生活』（講談社）という著書まであるほどです。

ところが沈んだ気分がいよいよ深刻化してきたとき、私の中から「何か買いたい」という意欲が、除々に消えていってしまいました。

「買うべきものリスト」には本当に必要なものもあったのですが、その後、買い物意欲はますます低下し、結局、リストの品は何カ月たっても買いに行けなかったのです。

人によって、意欲のバロメーターになるものは違うと思います。

ある人は旅行かもしれないし、ある人は飲みに行くことかもしれません。ストレス解消と楽しみのためだったジム通いが、どうにも億劫になってしまうこともあるでしょう。

単純に、自分の現状を知るために、「意欲の湧かなさ加減」を把握してみましょう。

意欲を高めようといきなり焦っては逆効果です。まずは「いつもと違う」を認識するだけで充分だと思います。

5――しんどくても、日常生活が破綻していないなら大丈夫

「健康」という概念は、歴史的に形成されてきたフィクションです。

「病人」と「元気な人」の境界線は、現代医学でも実はかなり曖昧《あいまい》なラインなのです。

世の中には、がん細胞があっても、九〇歳まで生きる人がいます。

もし、そのおじいさんなりおばあさんが、「ある朝、起きてこなかった……」というかたちで亡くなれば、「九〇まで病気一つせず、元気で天寿を全うした」とされます。しかし、老人会の検診でがんが発見されたら、「がん患者」として病院で亡くなったかもしれません。

私は物心ついた五歳くらいから睡眠障害なので、二〇代の会社員時代には本当に大変でしたが、フリーになってからはとくに困ることなく今日に至っています。焦らず、適当に付き合っている、という意味です。

多少具合が悪いところがあっても、周囲に迷惑をかけるわけではない。

日常生活も破綻《はたん》せず、多少取り繕《つくろ》ってでも、何とかやっていける。

この状況なら、「病気」とは別のものと見なしてもいいのではないでしょうか？

心も体と同じで、症状の多寡《たか》だけで「病気か否か」を決めることはできないはずです。もっと実際的に、生活に支障をきたしているか否かを自分でチェックしてみる。そのうえで、医療の領域に頼るべきかを決めることもできます。

心の病気についてはさまざまな論争がありますが、誰にも迷惑をかけず、暮らしの中で折り合いをつけられるなら、相当しんどくても「自分は病気だ」と判断しないほうがいいというのが、つらかったころに私がたどり着いた結論でした。

例えば、好きだったはずの買い物にも意欲が湧かなくなったとき、「俺は相当に落ち込んでいるな」と自覚できます。しかし、それをもう少し分析してみると、私の代わりに買い物に行ってくれる子どもが楽しそうにしている姿を見るのは、「けっこういいな」と思っている自分を発見しました。さらに分析すると、「ああ、買い物はダメでも、ネットの通販サイトを眺めるのはオッケーだな」とわかったりするわけです。

もしもあなたが「人に会うのがイヤだ」と思っているのなら、その状態を分析してみましょう。「Aさんに会うのはイヤだけれど、Bさんなら大丈夫」あるいは「Cさんだけには会いたい」という発見があるかもしれません。

「全面的にダメというものは、意外にない」とわかれば、少し気楽になるはずです。

6―「イヤ」の理由を分析すると、解決策が見えてくる

落ち込みが徐々に本格化すると、楽しくて好きなことに意欲が湧かなくなると同時に、「イヤなこと」が増殖してきます。

「買い物に出るのがイヤ」だったのが「通販もめんどうくさい」になり、「犬の散歩で外に出るのすらイヤ」になったりする……こんな具合です。

これは結構、キツイものです。四方から壁が押し寄せ、天井が少しずつ低くなり、じわじわと自分の世界が狭まっていくような気すらします。

イヤなものは見たくないのが当たり前の反応ですから、「イヤだ、イヤだ」と頭を抱えて丸まっていたいところですが、医者に行かないと決めた以上、多少つらかろうと、外れていようと、勝手に自己診断しなければ、どうにもなりません。

私は苦し紛れに力を振り絞り（おそらく、専門家からすると、たいそう良くないことでしょうが）、イヤな部分をまたもや分析してみました。

例えば「外に出るのがイヤ」なのは、なぜか？

人によって違うでしょうが、さまざまな原因が考えられます。

「外に出て人と会うのがイヤ」というケース。

「外に出るために着替えなければいけないのがイヤ」というケース。

「いったん街中まで出てしまえばいいのだけれど、マンションの中で近所の人と顔を合わせるのがイヤ」というケース。

もしも、一番の原因が「マンションの中で近所の人と顔を合わせるのがイヤ」なのだとわかれば、もう一つのイヤなことである「犬の散歩」も、それ自体がイヤなのではなくて、「犬を連れてマンションのエレベーターに乗っていると、近所の人に必ず声をかけられるからイヤ」という理由が見えてくるかもしれません。

すると、共通項は「マンションで近所の人と会うこと」とわかり、解決策も講じられます。マンション内は家族と一緒に歩き、近所の人に会ったときの防波堤になってもらえば、あとは一人で出かけられるかもしれません。そうして遠くを歩いてみたら、まったくストレスにならず、むしろスッキリする可能性もあるのです。

イヤなことの共通項は、「自分が本当に苦手としている弱い部分」だったりします。

それがわかったら、「全部は自分でできない」と認め、人の力をどのようにして借りれば良いかも考えられるようになるでしょう。

7——自分がどの手のトラブルに弱いのか知っておこう

人物評をするときには、「あの人は打たれ強い」あるいは「彼は人間的に弱い」という表現がよく使われます。

ここで言われる「強さ・弱さ」の基準や本質が何であるのか、私にはわかりません。「強い」と言われている人は、たんに鈍感なだけなのではないかと、思うこともあります。

そこで、過去の落ち込み体験を振り返り、改めて自分の弱さを点検してみると、ちょっとした発見がありました。

結論から言って、私はすべてに強いわけでも、またすべてに弱いわけではありません。

些細な口喧嘩でも心が折れてしまう人を「弱い」とするなら、『喧嘩必勝法』という本を書こうとしている私など、鋼《はがね》の心の持ち主でしょう。

また、普段は天真爛漫でポジティブ・シンキングのかたまりなのに、何かトラブルがあると、一瞬でぺしゃんこになってしまう「打たれ弱い人」がいます。

こうした人に比べると、浮かれていても「悪いことは必ずやってくる」と考えている私には、

「耐震力」があると言えるかもしれません。用心深い性質でもあり、たいていのことは想定内の出来事として対処できるよう、日ごろから最悪の事態に備えていろいろ用意しているほうだと思います。そのためか、トラブルが起きそうになっても、慌てるということはありません。

私がそのように用心深くなったきっかけは、大学時代のウツになりかけた体験です。

大学四年生のとき、病気のために、体も意思も自分ではコントロールできず、寝込んでしまったことがありました。医師からは完治は難しいと告げられるほどの大病です。

体には回復の兆しが見えるようになってからも、精神的に立ち直れず、一時は本気で自殺しようと思い悩んでいました。病気になるまで、学生時代の私は、友人関係、学業、収入、注目度と、あらゆる面において恵まれた日々を送っていました。その「華々しい生活」と、自力でトイレに行くのもままならない病身の我が身とのギャップは、受け入れがたいものでした。

このとき、友人たちは交代で看病してくれただけでなく、ローテーションを組んで、自殺の危険がある私を、アパートの外からも監視してくれていたそうです。

友人たちに支えられ、また、医師からは「奇跡的な努力の賜物《たまもの》」と言われる必死のリハビリテーションを経て、私は、幸いにも何の後遺症もなく、短期間で完治することができました。

自分の人生であれ以上に最悪な事態はもう起きないだろうと思いました。と同時に、同じような事態が起こっても、致命的なダメージを受けないよう、日ごろから用心するようになったのです。腹も据わっているつもりでした。

それが、二五年後、再びウツになりかけてしまったのです。

しっかりと準備をしている人間だって、突然ぽきんと折れてしまうことがあります。

「自分はけっこう強い人間だ」と思い込んでいたのに、普通の人であれば笑ってしまうようなことに落ち込んでしまうことだってあるのです。

これはおそらく、人は誰でも、弱いところと強いところを併せもっているということなのでしょう。一人の人間のなかに、強さと弱さがまだらに存在するとは、人それぞれ「このポイントには強いが、このポイントには弱い」という、ダメージ・パターンがあるということ。

例えば、無敵を誇るボクシングのチャンピオンでも、暗闇で後ろからハンマーで殴られれば倒れます。雨に打たれても風邪一つひかない人でも、賞味期限が一日過ぎただけのミルクでおなかを壊したりします。

ある人は素手で潰《つぶ》せる虫に、ちょっと触れただけで高熱を出す人もいます。

「自分にとっては、生きていけないほどの一大事！」というショッキングなことが、周りの目から見れば、「一晩眠れば、忘れてしまうようなこと」だったりします。

心を鍛えるには、どんなことで折れやすいか、自分のダメージ・パターンを知り、そこを補強するトレーニングをしていくのがいいでしょう。

元気で溌剌《はつらつ》としているときは、なかなかダメージ・パターンは見えてきません。落ち込み、挫けてしまったときこそ、パターンを知るチャンスでもあります。

「最悪のドツボだな」と思っているときこそ、自分の落ち込みを、自分なりに分析するよう試みましょう。

そこでダメージ・パターンがぼんやりとでも見えてくれれば、なんとなく気持ちが落ち着きます。胃のむかつきの原因が、風邪なのか、胃潰瘍なのか、単なる食べすぎなのか、自分なりに見当がつけば、少し安心できるようなものです。

さらに一歩進めて、「今後はこのパターンのダメージに備えて心を鍛えればいい」というように、トレーニングの方向性も決まります。

すべてのダメージ・パターンを知り、完璧に備えることは不可能ですが、「不意のダメージ」を受ける確率を減らすことは充分できるはずです。

8——共感力が高い人はウツがうつりやすいので要注意

ちょっとしたことで、すぐ風邪《かぜ》をひく人がいます。

同じように、「ウツがうつりやすい人」というのも、たしかに存在します。

障害をもつ両親を支えている、ある女性がいました。やがて彼女が結婚し、待望の孫が生まれたときの両親の喜びはひとしおで、孫を二人して慈《いつく》しみ、いとおしんでいました。

その後、彼女は離婚。両親の介護と子育てに、一人で奮闘します。ところがその子は、ようやく四歳になったかわいい盛りに、母親の目の前で轢《ひ》き逃げされてしまいます。犯人は捕まらないまま、わずか五年という道路交通法違反の時効を迎えました。

そして会社の定期健診で、彼女にがんが発見されます。「長くて半年」というむごい診断でしたが、告知を受けた彼女はホスピスに入りながら、最後まで仕事を続けようとしています。

この女性を見舞った私の友人は、「励ます言葉が見つからなかった」とつぶやきました。言葉をなくすのも、無理はない状況です。

「天国に行ったら、きっといいことがありますよ」

宗教家は別として、普通の人がこんな言葉をかけても、空しく響くだけでしょう。友人から話を聞いた私は、「申し訳ないけれど、自分なら、お見舞いには行けないな」と言いました。共振度が高いというのか、おそらく私は彼女に会ったら、その不幸の大きさに影響され、拭《ぬぐ》いがたい悲愴感の中に落ち込んで這《は》い上がれないのではないかと思うのです。

感情移入しやすく、人に共感するのは悪いことではありません。

イヤなことはすぐ忘れて、自慢のタネだけ記憶しているような強靭《きょうじん》な心の持ち主（というのはもちろん婉曲な大人の言い方で、「厚顔無恥で無神経」という別の表現もあります）より、よほど良い面がたくさんあります。

しかしエンパシー（共感性）の度合いが高い人は、人の気持ちがよくわかるぶん、ウツもうつりやすいと用心したほうがいいでしょう。

あなたがもしそうなら、ウツウツとした気持ちは、誰かの影響かもしれないと疑ってみることも自己診断の一つです。

診断の結果、「どうやら、自分はウツがうつりやすい」と認識したなら、風邪をひきやすい人が冬は人ごみを避けるがごとく、お葬式やお見舞いに行くかどうかは、自分の心の状態と相談して決めましょう。「心の健康管理」の基本です。

9――「ほかの人は平気でも自分には耐えられない」ことはあって当然

「ストレス＝それをやるのが本当はイヤな状態」というのが私の定義です。

専門家によるストレスの定義は「種々の外部刺激が負担として働くとき、心身に生ずる機能変化」などとされています。

わかりにくいですよね。理解しにくいというより、これでは日常的に応用がきかない、あるいはピンとこない気がします。

例えば、こちらから望んで「離婚」した場合と、突然「離婚」したいと言われた場合とでは、ストレスの度合いはまったく違うでしょう。

その学校に馴染《なじ》んでいるばかりか最愛の人が同じ学校にいる高校生が、親の海外赴任によって引き離される場合のストレスは、想像を超えるものがあるでしょう。しかし、いじめられている子であれば、「学校を替わる」ことはストレスにならないかもしれません。

同じ外部刺激でも、人によってストレスになる度合いは違います。同じ人間にとっても微妙な差があります。現実に、退社時間の間際になって、イヤな上司に仕事を命じられるのは負担に感じるものの、それが尊敬している上司であれば、「仕事を言いつけられることは自分が頼られ、評価されている証拠だからうれしい」という人もいるということです。

この違いを、科学は数値化できるのでしょうか？

血圧やヘモグロビンの多寡くらいなら測定できる反面、個人のストレスは数値化できていません。ただ、「それをやる」のがむしろ嬉しいというようなときは、「種々の外部刺激が負担」になっているわけではない、と見なすわけです。そのような見方は総論としては正しいとしても、残念ながら個人の生活にはほとんど役立ちません。

アメリカでも日本でもストレスの点数表がつくられています。

米国のホームズ&レイ氏による「社会的再適応評価尺度表」では、配偶者の死（100点）、離婚（73点）、夫婦別居生活（65点）、……退職（45点）、……親友の死（37点）、転職（36点）、……学校を替わる（20点）などとされています。

日本では夏目誠氏（大阪府こころの健康総合センター）の調査に基づいて、配偶者の死（83点）、会社の倒産（74点）、親族の死（73点）、離婚（72点）、夫婦の別居（67点）、会社を替わる（64点）、自分の病気やけが（62点）、多忙による心身の過労（62点）、三〇〇万円以上の借金（61点）……同僚とのトラブル（47点）……妻（夫）が仕事を辞める（40点）、……長期休暇（35点）などとされています。

これらの点数表は、「ストレス」関連の専門書にはたいてい出てくるものですが、ここで確認しておくべきは、私たちの実感とはかなりかけ離れている、という点でしょう。

誰にとっても同じ負荷がかかる、などということはありえないのです。

実のところ、周囲とトラブルを起こさなくても、「うっかり引き受けてしまった仕事」が相当のストレスになるケースは多いのです。

それなのに専門家は、日常的なストレスについて無視してきました。現実を無視してストレスについて論じても、個人の生活で役に立たないのは、やむをえないと思います。

すべてのストレス、しんどさは主観的なものであり、比較しても意味がないのではないでしょうか。

「人生いろいろあるんだから、それくらいのことで落ち込むなよ」と言われても、その人にとってしんどければ、しんどいのです。周りに理解されないことは、しんどさに拍車をかけてしまいます。

「アフリカで飢えて死んでいく子どもに比べたら幸せだ」「生きているんだから死ぬよりはまし」という類《たぐい》の「しんどさの相対化」は無理があります。

ストレスを値ではかるのは、いっそあきらめる。そのほうが、日常に溢れるストレスを解決する実際的な手段が見つかるのではないでしょうか。

第二章　とりあえず「ガス抜き」編

10―「ストレス耐性コップ」の水を溢れさせない

勝手に自己診断をした結果、自分にはどう見てもストレスがあると判明したとします。ストレスについては、とりあえず二つに分けて対処すべきです。

一つ目は、一つ一つの悪いストレスを取り除いたり、軽減したりすること。

二つ目は、個人が個体内にもつ「ストレス耐性コップ」の水が溢れないよう努力すること。

コップというのはあくまで比喩ですが、とても大切な比喩です。

仮に小さなストレス二〇件が個人にかかっても、その人の中でコップの水が溢れなければ――つまり過労で倒れたり、命にかかわるところまでいかないのであれば、それは「大したことではない」と判断できます。

ただし、ちょっとした負荷でコップの水が溢れてしまう状態というケースもあるので、自分のコップの大きさや、今どれくらい満ちているかの自覚は大切です。

コップの水が溢れるか否かの境界線は、一年に一回もないような兆候（眠れない、食欲がない、性欲がない、人と会いたくない、会社に行きたくない）の有無で判断します。

私のように小さいころからずっと寝つきが悪い人が「眠れない」、あるいは胃が弱い人が「少食になる」からと言って、気にしすぎることはありません。

さて、本書におけるストレスの定義――「それをやるのが本当はイヤな状態」には、不本意な仕事の依頼、会議での罵倒《ばとう》、肉親の死、同僚の裏切り、恋人との突然の破局なども、もちろん含まれます。どれか一つでも、コップの水が一気に溢れてしまうことはありえますし、何十件が積み重なっても溢れないこともありえます。

人生をそれなりに過ごしてくると、耐性としてのコップの大きさや、自分が「何に弱いか」はおおよそわかってくると思います。

肉親の死や別離や環境の大きな変化がストレスになることは、誰にだって了解できます。むしろ足をすくわれやすいのは、「自覚できない日常的な小さなストレス」です。気づかぬままにストレスが溜まり、結果として命にかかわるような問題は、「事件」というよりもっと日常的なことの蓄積でしょう。

暮らしの中の小さなことを軽んじず、コップを溢れさせない用心をするというのが、個体擁護の基本になると思います。

11──「時間の経過」だけに任せず、小さなガス抜きを繰り返す

ウツに陥る原因が明白である場合と、そうでない場合があります。後者は、日常的な小さなストレスがじわじわと積み重なり、いつのまにかコップの水が溢れるようなものでしょう。しかし、たとえ原因が一つでないとしても、「ウツは喪失の結果としてある」とは言えます。それを埋め合わせることは、はたして可能なのでしょうか?

喪失の対象が、携帯電話だった場合はどうでしょう。冗談を言っているのではありません。その携帯電話が最愛の人が遺した唯一の形見だったら、苦悩は相当なものになりえます。

自分の子どもを殺された夫婦が、周囲に「子どもはまた、つくればいいじゃない!」と励まされたら、相手に殺意を抱くと思います。死にたくなるかもしれません。現実には、こういう励まし方が意外に多いのですよ。心ない二次被害や三次被害に遭いながらも、喪失体験を少しずつ埋め合わせてゆくことは、もちろん不可能ではありません。

喪失を埋め合わせる第一の方法は、よく知られているように、時間の経過です。

第二は、自分が陥った状況を客観的に見る努力をすること。「勝手に自己診断」です。他人

にやられると、さらに気落ちしますが、自分でやれば早期の立ち直りに確実に奏効します。

第三は、周囲の力を借りること。

第四は、できるだけたくさん泣くこと。また、笑うことに罪悪感を抱かないことです。

第五は、多少でも代償を求めること。

第六は、解決すること。例えば自分の会社が倒産しかけてウツになったのなら、その大事を解決すればウツは急速に改善されてゆきます。

さて、第一の「時間の経過」が良薬であることは疑いないのですが、時間に委《ゆだ》ねるという受身だけで、膨大な時間が費やされてしまいます。体がかゆくてたまらないとき「一年たてばおさまる」と告げられても、じっとして時の流れに身を任せられる人は、なかなかいません。

そこで第二の方策として、第一章で試みた「勝手に自己診断」を講じたわけですが、実は第一から第六のすべては、「ガス抜き」です。

快癒が無理でも、とりあえずぱんぱんに張り詰めてしまった自分が爆発する前に、応急手当としてガスを抜く。少し抜けたら、さらに抜く。そうしているうちに、ストレスは少しずつ軽減し、時間もいつの間にか経過しているものです。

ウツから脱却する方法とは、したがって「ガス抜き」をどう工夫してやっていくか、ということに尽きると言ってもいいでしょう。

12――話を聞いてくれる人の力を借りて、毒を吐き出す

ガス抜きのなかで最も大切だと私が思うのは、「周囲の力を借りること」です。「自分以外の人たちが自分の体験を共有していない」ことは、悩みや、やるせない倦怠《けんたい》の苦しみを増す大きな原因の一つだからです。

それ自体は仕方がありません。前述したとおり、すべての「しんどさ」は主観的であり、人と共有するのは難しいものです。自分の痛みはとうてい他人にはわかりません。理解力の問題などではなく、たぶん「そういうもの」なのです。あなただって、そうでしょう。他人の痛みを本気で同じだけ感じてしまったら、命がいくつあっても足りません。

しかし、話を聞いてもらったり、共感を得たり、自分を肯定してもらったり、褒めてもらったりすることは、大いなる「ガス抜き」になります。一〇〇パーセント理解してもらうのは不可能でも、痛みをあらわにして人に共感されることは、ストレス緩和の良策です。

とくに喪失に伴う落ち込みであれば、毎日、できるだけ痛み、すなわち「毒」を吐き出すに限ります。

なぜなら精神が弱ってくると、何事につけ自分を責めてしまうものです。すべて悪い方向に考えてしまいます。いわば自家中毒の状態ですから、毒を外に吐き出すべきなのです。

とくに客観的に見て「誰もが悲しいだろうと思うこと」は、吐き出すことでラクになります。その悲しみに対して周囲の誰もが耳を傾け、ストレートに共感し、励ましてくれるので、泣く機会も増えていっそう毒が吐き出せますし、思う存分悲しむこともできます。

例えば北朝鮮による拉致被害者や犯罪被害者の家族は、報道され、社会問題として広がることで、昔に比べると「悲しみを表現する場」をたくさん与えられています。こんなことを敢えて言えば不謹慎の誹《そし》りを免れないかもしれません。けれども、ほとんど報道がなされていない時代からこうした人々を取材してきた立場から見ると、多少なりとも彼らのつらさは和らいだと思えるのです。

なぜなら、気持ちを表現したことによって、多くの人に悲しみや怒りを共感してもらい、昇華されている部分もあるのではないかと思うからです。

身近な人、話を聞いてくれる人の力を借りて、とにかく毒やつらさを吐き出してみましょう。一人で抱え込んではいけません。大きく膨らんで爆発する前に、少しずつ抜いていくのです。

私自身、家族に状況を打ち明けたり、親しい友人に何時間もの長電話に付き合ってもらったことは、大いなるガス抜きになりました。

13――原因を人のせいにする愚痴は、ストレスを育てるだけ

「人に話を聞いてもらう＝愚痴」という短絡的な式は、すっぱり捨ててしまいましょう。気持ちを打ち明け、毒を吐き出し、ガス抜きをすることは大切です。

しかしこれが愚痴になると、ストレスを減らすどころではありません。植木鉢に大切に植えたストレスに、毎日愚痴という水をやり、スクスク育てる行為になります。

対人関係の愚痴ならば、多少のガス抜きになるかもしれません。上司の悪口など、共有する情報に対しての批評は、ある種の文化ともいえます。

しかし、ウツになるほどのストレスの原因は、多くの場合、自分にあります。自分の努力で何とかなる、いいえ、自分にしか変えることができないことを愚痴にしてしまえば、不満を育て、毒が全身に回ることになります。

知人の女性が「女同士だと、失恋話の愚痴を聞くのは一回まで」と話していました。なかなか建設的なルールだと思います。

愚痴というのは、言っている本人は夢中でしゃべっていますが、聞かされているほうは面白

くもなんともなく、次第に飽きてきます。

また、話しやすい雰囲気をもっている人は、さまざまな人の愚痴のはけ口になっているので、そうした相手に忍耐を強いるのは、いかがなものかと思います。

もっとも、女性に愚痴をこぼされるどころか、食事までおごらされて嬉々としている男性もいますが、これはまた別の問題であり、ここで論じるテーマではないでしょう。

私の場合はたまたま、「ここまで落ち込んでいる自分を取り繕いたい」という気持ちが強かったため、あくまで事実を淡々と打ち明けることに徹しました。

「これこれこういうことがあった場合、どう思う？」など、自分のことではないかのように、状況を置き換えて話したこともありました。もっとも、聞いている人にはバレバレだったと思うのですが。

さらに、これまた意識したことではありませんが、一人の友人ではなく複数の友人に相談したのもよかったようです。みんないろいろな経験をしているので、「そんなもの○○だ」と決めつける相手もいれば、過去のケースを振り返り、「自分もそれに近いことがあった」というアドバイスをくれる相手もいました。

相手が変われば、たとえ同じ内容であっても問題点が整理されていくのも、愚痴とは違うガス抜きになった理由の一つでした。

14——じっくり相手を選ぶより、「誰でもいいから即相談」

新入社員研修などで習う「ホウレンソウ」という言葉があります。「報告・連絡・相談」の略なのですが、私には馬鹿馬鹿しいダジャレにしか思えません。いちいちそんなことをするのは煩わしいですよね。

実際問題として報告と連絡は、ほぼ同じだと思います。ものごとがうまくいっている、あるいはいつもどおりというときのルーティンです。

それに比べて相談はまったく別のもの。問題が生じたとき、いつもどおりにいっていないときに為すべきことと言えます。

現実にトラブルが生じたとき、いちいち報告・連絡という手順を踏むことは滅多にありません。問題が起きたら報告も連絡も飛ばし、いきなり相談するのが普通ではないでしょうか。

例えば、証券マンが間違えて売り注文を大量に出してしまったというとき、上司への報告・連絡などすっ飛ばしていきなり相談したほうが、早く処置することができます。つまり非常事態は、ホウレンソウなんて悠長なことを言っていないほうがいい、と私は言いたいのです。

仕事のみならず、自分の心がちょっとおかしい、問題が生じているというときも、段階を踏んだ「ホウレンソウ」などというやり方で、打ち明けようとするのはやめましょう。一刻も早く相談してしまい、素早くガスを抜くに限ります。

相談相手は、頼りになるプロである必要もありません。

カウンセリングがなじまない文化であるにもかかわらず、日本では「話を聞いて解決策を提示する」というのが心の問題のプロの仕事とされていますが、万全の解決策など、そうそうないのが現状。それなら「時間をかけて、相談相手をじっくり探す」より「誰でもいいから即相談」という態度で、素早い処置を優先したほうがいいでしょう。

「ただ黙って話を聞いてくれるような相手」を見つけて話をすれば、ガス抜きもできて、じっくり相談する余裕もでてきます。

15——「何だか不安」は「何が不安か」がわかっていないから

「老後が不安でたまらない」という人はたくさんいます。

平均寿命は男性七九歳、女性八六歳ですから（二〇〇八年）、茫洋《ぼうよう》と広がる「老後」を考えれば、ふと不安に駆られるのも当然かもしれません。

老後にかぎらず、不安を抱えている多くの人は、そもそも何が不安なのかがわかっていません。暗い海のごとく、ただ「見通しが立たない雰囲気」が漂っているために、ますます不安になり、対処法もないのです。

おまけに「根拠なき不安」は、ほうっておくと勝手にふくらんでゆくものです。

しかし、それを分解し、根拠を検証したらどうなるでしょう？

仮に不安材料が「年金、貯金、生命保険、住まい、家族」であるとしたら、その五つが同時にすべて潰れることは、滅多にありません。最悪の事態でも、何らかのカバーがなされることが多いのです。

例えば、あなたが横断歩道を歩いていて、無免許運転の少年に轢《ひ》かれてしまったとします。

車は自賠責保険にも入っておらず、少年は責任能力がなく、それに代わるはずの彼の家族は無責任で逃げてしまった。おまけに轢かれたショックであなたは記憶を失い、働くこともできない……それでも、生命保険に入っていれば何らかのカバーはされます。

逆に言えば、「こういう事態になったら困るということは何かを認識し、それに備える」ことで、根拠なき不安に対処できるのです。

なんとなく不安だったら、その要素をすべて書き出してみましょう。

その一つ一つについて対策を考えれば、不安は消えないとしても、ずいぶん小さくなります。

ライターになりたてのころ、私は自分の漠然とした不安を、できるだけ具体的なものとして書き出してみました。そうしたところ、私にとって一番不安だったのは、働けなくなって無収入になることでした。そこで、一定の収入を保証する「インカム保険」というものに加入していたことがあります。無収入になることの不安はそれで解消されました。

掛け金の負担が大きいので周囲には驚かれましたが、私に言わせれば「不安だ、不安だ」と言いながら何一つ対策を立てないのは「根拠なき迷走」です。

仕事の将来が不安だとしたら、業界が不安なのか、会社が不安なのか、自分の実力が不安なのか、勇気をもって突き詰めてゆきたいものです。

16――「自分のつらさは特別」という思い込みをぶち壊す

落ち込みがひどかったころ、そのしんどさについてメルマガで書いたことがありました。するると、思いがけないほどたくさんの反響があったのです。

「自分とまったく同じだ」

読者から毎日のようにくる大量のメールには、赤裸々に自分の体験を綴ったものが多くありました。

そのときの私は、「つらいのは自分だけじゃなかったんだ……」と安堵し、一人ぼっちではない喜びを嚙みしめたでしょうか――否。囂々《ごうごう》たる非難や罵声を浴びることを承知で、「そんなことは微塵《みじん》もなかった」と、ここに正直に記そうと思います。

メールをくれた人たちは、「うわーっ、ここにも仲間がいたんだ」という気持ちで、自分のことを打ち明けたくなったのでしょう。同病と思えば一つのコミュニティが生じ、元気な人に対してよりも、話しやすくなります。

しかし私はと言えば、次々と送られてくるメールに対して、密かに――。

「ウツがうつるから、メールなんて送ってくるな。勝手になつかないでほしい」

と思っていたのです（少しだけ）。ひどいですね。

さらに傲岸不遜《ごうがんふそん》なことに、私は憤《いきどお》ってすらいました。

「一緒にしないでくれ。俺の苦しみはあんたらのとは違う」と。しつこいようですが、少しだけね。

ここでわざわざ読者に喧嘩を売るようなことを書くのは、このときの自分の心理は、極度につらい事態に陥ると、人はそれを「特殊なケース」と見なしがちだという一例だと思うからです。

つらい気持ちは相対化できないものですから、これは自然な心の動きではあります。しかし、「自分は誰にも理解されない、特殊な事態に陥っている」という思いは、奇妙な自己陶酔を生みます。悲劇の主人公のように自分の苦しみに自分で酔いしれ、自分の中でストレスという毒をいっそう増殖させてしまうのです。

苦しみは確実にあるけれど、べつにそう珍しいものではない。

この事実を受け入れれば、ガス抜きするアクションに移ることができます。私の場合も、自分のケースは特殊だというある種の「驕《おご》り」を捨てたとき、解決法が見えてきた気がします。

17──無理しても笑う。泣く。我慢しないで言葉にする。

落ち込みやウツを解決するには、究極的には毒を笑い飛ばすことです。あなたがどんなにつらくても、もし一瞬でも笑えるのなら、笑う自分に罪悪感を抱かないことです。

しかし、笑い飛ばすというのは、自分の置かれている状況をできるだけ正確に把握しないと難しいもの。喪失がまったく埋め合わせられず、自分を責めている状態で、笑い飛ばすことなどなかなかできません。多くの場合は、無理だと思います。

笑えないのであれば、泣いても怒ってもいいのです。思いきり泣いたり、我慢しないで怒ったり、たくさん笑ったり、そういうことができたらシメたものですよね。

「怒る」とは「キレる」(言葉で説明できず暴力的になること)ではなく、怒りを拙《つたな》くても言葉にする努力を放棄しないことです。必要な怒りの放棄は、相手への単なる無関心であり、関係を良好に維持するためにはむしろ無責任というものです。

泣くことと、引き出すことは、大人にとって重要なテーマであることが、脳科学や医学の最新研究によって実証されてきています。

ここで「泣く」とは喪失や感動の涙のことであり、「引き出す」は記憶と思考のネットワークのことです。「忘れる」「思い出せない」という現象は、大脳にインプットされたものが消えてしまうのではなく、記憶のネットワークから引き出せなくなることだと言われています。

何でもかんでも、泣きさえすればいいというものでもありません。

しばしば女性が男性の前で見せるのは悔し涙ですが、これは典型的な「ガス抜きにならない泣き方」なので、避けたほうがいいでしょう。相手の男性は戸惑い、ベストの対応をしてくれる確率も低くなるため、むしろ彼女のストレスは昂《こう》じることになります。

最近では、仕事のトラブルで負った精神的ダメージを、上司や同僚の前で泣いて解決しようとする男性もいるようですが、これもやめておきましょう。相手にドン引きされるか非難されて、ますます落ち込みがひどくなります。

くやしくて、悲しいなら、一人で泣く。これがストレス解消にもなる泣き方です。

もっといいのが、何かに共感して涙を流すこと。これは「ガス抜きにふさわしい泣き方」であり、前頭葉が特殊に発達した人類にのみ見られる現象だそうです。体験と知恵の蓄積なくして共感の涙はありえません。深く生きた人ほど泣けるのです。

利害関係なく、ひたすら純粋に「泣いてガス抜きするツール」として、第五章に「泣ける映画ベスト30選」をつけましたので、ぜひ参考にしていただきたいと思います。

18―人は自分で越えられる悩みや落ち込みしか抱えない

不思議なもので、悲しみや苦しみにもキャパシティがあります。

人は、自分にふさわしい悩みや落ち込みしか抱えないのです。

ふさわしいという言葉が適当でないのなら、「自分の力以上のものは抱えない」と言い換えてもいいでしょう。

例えばお金の失敗といっても、三億円なくすことができる人は限られています。

部下をなくす人はたくさんいますが、「三〇〇〇人の部隊が全滅した」という状況に陥る人は少数です。

「よく考えてみたら、自分のキャパを超えない範囲の不幸しか、自分には訪れない」

こう思えたら、もうあなたの勝ち。

自分にとっての「どん底」まで沈んでしまえば、プールの底をぽんと蹴って浮上するがごとく、あとは立ち直っていくだけです。株と同じで底値までいけば、上がるのが自然な姿だと考えることにしましょう。

底が見えないプールを、ずぶずぶ沈んでいくのは「根拠なき不安」と同様、おそろしいものです。この落ち込みは際限がないと思えば、叫びたくても声が出ないほどの恐怖となります。しかし「絶対に底はある。しかもそれは自分の耐えうる〈底〉なのだ」と思っていれば、いさぎよく沈んでいくことができます。沈むのが怖いにしても、パンパンに張り詰めた心から、ほんの少し、ガス抜きすることくらいはできるでしょう。

底から浮上していくときはまた、途轍《とてつ》もない力が備わるチャンスです。

事故に遭って車椅子生活となった人が、もともと経験のなかったバスケットボールを始め、凄い選手になるというケースもあります。

　人間には生まれつきの能力による個人差がありますが、極限まで落ち込んだり低迷したときの「伸び率の差」は、どん底でいかに必死に鍛えたかに、かかっているのではないでしょうか。

「夜明け前が一番暗い」

「明けない夜はない」

ありふれたフレーズではありますが、確かな真実だと思います。

第三章「まずは応急処置」編

得体の知れない喪失感や重層的な混迷で張り裂けそうな自分だったが、何とかガス抜きをして時間を稼いだ――。

このあとは、ちょっとした応急処置をすることにします。

「大手術」で本格的にウツを解決しようなどという目論見《もくろみ》は、身の程知らずの高望みです。医者にもクスリにも頼らず、自分の手で何とかしようというのですから、一気にやろうとしては事故のもと。「ウツに克つ」というゴールにたどり着くには、焦りは禁物です。

19――「忘れる」「取り戻す」「埋め合わせる」で喪失を乗り越える

ウツの最終的な解決には二段階あります。

第一段階は、「死んでも受け入れたくない〈喪失〉というレッテルを受け入れること」。

例えば、交通事故で恋人を亡くした直後の悲しみに暮れている人に誰かが、「あなたの状況はウツの典型的なパターン、喪失というものです」というレッテルを貼ったら、その人は猛然と反発するでしょう。複雑な要素が絡まりあった悲しみを、簡単に「喪失」なんていうレッテルで片付けられたくはないと。

しかし、ウツのほとんどの原因は何らかの喪失です。自信、心の安定、仕事、愛しい人。何かを喪《うしな》って人はウツになります。

それを解決するには、「自分は喪失した」というレッテルを受け入れるしかないのです。受け入れてこそ、第二段階に進むことができます。

では、ウツの解決の第二段階に入りましょう――ここには二パターンあります。

・パターン①　喪失したものを忘れる

喪ったことでついた傷を、時間の経過に伴い「過去のものとして」忘れていく。あきらめもこの範疇《はんちゅう》に入ります。あるいは「自分にとっては途方もなくつらいが、実はよくある話なのだ」と相対化することで忘れていきます。

・パターン②　喪失したものを取り戻す

喪ったものを、何とかして取り戻すことで、欠落を埋めることができます。恋人に振られて復縁するといったケースが該当します。おわかりのとおり、これはかなり難しい解決策です。

・パターン③　喪失したものに代わるもので埋め合わせる

事故で喪った子どもは帰ってこなくても、代わりにペットを飼うことで心の欠落を埋めるという解決策です。「失恋――新しい恋人」「失業――新しい仕事」などもこれに該当します。

パターン①の「忘れる」という行為は、時間がかかることはあきらかです。

パターン②の「取り戻す」という行為は、難易度一〇〇で不可能なこともままあります。

自分の努力しだいで何とかなるのがパターン③の「埋め合わせ」ですが、これにはいろいろあります。例えば、失恋の傷を一〇〇パーセント埋め合わせる新しい恋人はなかなか見つかりませんが、アイスクリームのドカ食い、ヤケ酒、買い物など、失恋の傷の一〇パーセントなら埋められるものは、案外たくさんあります。

この章で述べたいのは、そんな「一〇パーセントを埋め合わせる」ためのノウハウ。

新聞紙で雨を避ける、腹が空いたら水を飲む、ご飯粒を糊《のり》にして破れたところをくっつけるといった文字どおりの「応急処置」です。

「そんなものが何になる？」と思うかもしれませんが、この臨時的な措置こそ、人間の歴史とも言えるのではないでしょうか。

たとえて言うなら、「潰れかけたレストランをカリスマ店舗プロデューサーが立て直す」といったテレビ番組と同じです。

流行《はや》らないレストランは、たいてい問題山積です。店構えも悪ければ設計も悪い、メニュー構成も接客態度もどうしようもないから、流行らなくなるのです。しかし、いかにカリスマ店舗プロデューサーでも、総取替えはできません。予算と時間の兼ね合いのなかで、手っ取り早く修正できるポイントをいくつか抽出し、できるだけ良い効果を目指すのです。

心の問題も同じことで、全部を改造しようと思ったら途方もなく時間も労力もかかります。冒頭で述べたとおり、ウツウツと落ち込んでいるときに、そんな難題に挑んではいけません。したがって最良の策は、「手っ取り早くできることで、とりあえず傷をふさぐ」という応急処置を、いかにすばやく、できれば複数、講じられるかということになるのです。

怪我や風邪が不意をついて訪れるのと同じく、ウツも突然やってきます。

その意味でも元気なうちから、これから紹介する応急処置のうち、二つか三つを常備しておくことをおすすめします。

20——一発逆転を狙わず、やれることは全部やる総力戦で

ウツとの戦いに、秘密兵器はありません。最終兵器もありません。キメの一撃、逆転ホームラン、ホールインワンもあきらめましょう。「決定的に治る唯一の方法など、ない」

この事実を前にしても、そう悲観したものではありません。「これ一つあれば、どんな汚れもきれいに落ちる」というスーパー洗剤のような解決策はないにせよ、やれることはたくさん、一〇〇も二〇〇もあります。

本章で紹介するのは、そのうちのいくつかというわけですが、ウツとの戦いとは、あらゆる手段を総動員する総力戦だと理解するといいでしょう。

沖縄に旅をした人は、マングローブを見たことがあるでしょう。東南アジアやオーストラリア、ブラジルなどにある、熱帯の森林です。マングローブに生育する樹木には何種類かあるのですが、いずれも一本一本は弱いものです。

なぜなら、台風が頻繁に襲う地域では、松のように一本が巨大で図抜けた樹木では、なぎ倒

されてしまいます。むしろ弱い木が多少は風にたわみながら寄り添って生えているほうが、嵐に耐えて生き延びることができます。

また、小さな島に旅するとき小型飛行機に乗るとよくわかるのですが、沿岸にある山の木々は、カリフラワーのようにこんもりとしています。植物であれば、できるだけ太陽に近づきたいけれど、一本だけ飛び抜けて太陽に近づくと、台風にやられてしまう。そこで弱いもの同士が共存するために、もこもこと集まっているのです。

ウツと戦うにあたっても、同じことだと思うのです。松の木のような、一本抜け出た解決策よりも、マングローブのごとく、細い木のようなやり方をいくつも寄り集めて、嵐に耐え抜きましょう。

マングローブにさまざまな種類の木があるごとく、応急手当の方法もさまざまなものがあります。

「今の自分の状態で、割にラクにできること」という基準で、チョイスしてください。

21——「三カ月で立ち直る」と期限を切ろう

「必ず復活するので、三カ月だけ、全面的に支えてほしい」

二五年ぶりの危機に見舞われたとき、私は家族にこう宣言しました。自分が精神的にかなり追い詰められてしまったという事実を受け入れた私は、「一人ではどうしようもない、人の力を借りなければならない」と悟りました。

人に弱みを見せたくないのは、たいてい誰もが同じでしょうし、私も大いにその傾向があるのですが、家族の前で取り繕うには無理がありました。

とりたてて打ち明け話などしなくても、趣味の買い物もままならない、あまり書く気力も湧かない、普段は整頓されているはずのベッド周りさえ乱れていく。こんな様子を見ていれば、子どもでも「どこかおかしい」と感じます。明らかに不調であると家族に気づかれており、自分の力だけで自分を支えられないなら、もはや助けを請うしかないと腹をくくったのです。

しかし、単に「助けてほしい」とすがりつくのでは、共倒れになってしまいます。

親の介護をしている人から聞いた話ですが、「一生懸命にがんばれる期間」というのは、三カ月くらいなのだそうです。そんな短期間で終わる介護は滅多にありませんけれども、結果的に三年間の介護になろうと、「がんばりの息が続く」のは、だいたい三カ月から六カ月。そこを過ぎると、介護する側もされる側も限界に達してしまいます。

私が大量に読んだウツの本にはたいてい、快癒まで三年が日安と書かれていました。

しかし、介護をする人の話が念頭にあった私は、フォローする側の耐えうる期間という意味で「三カ月間、支えてほしい」と家族に頼みました。いきなり「三年間、支えてくれ」と言われたらいくら家族であっても戸惑うでしょう。三年たてば子どもの人生のステージも変わります。生活の面でも金銭の面でも「そんなに長い間、具合が悪くて大丈夫なのか？」と不安が生じる長さです。しかし三カ月であれば、ぎりぎり見通しがつく期限でしょう。

仮に三カ月で終わらなくても、目印にはなります。

ランニングのとき、素人がはなから四二・一九五キロを目指すのではなく、まず「次の電柱まで」を走り、たどり着いたらさらに「次の電柱」を目指して走っていくかのごとくです。

無謀かもしれませんし、かなりの無理を自分に強いたことは確かです。

しかし三カ月と期限を切ることで、「今日から一カ月はこうしてみよう」「次の一カ月はこのくらいはしよう」と考えることができたのも事実です。

22―人に「がんばれ」と言わせず、自分ではがんばる

ウツの人には「がんばれ」と言ってはいけない、とされています。

私自身、苦しいときに、誰かから「がんばれ」と言われたら、「こいつはなんて無神経なのだろう」と憤ったと思います。

他者に「がんばれ」と言われたとき、多くの人は、抵抗を覚えます。「自分はがんばっていないというのか？　いや、もっともっと、今以上にがんばりなさいという意味なのか？」と感じるためかもしれません。

また、「がんばれ」という言葉には、どこか他人事じみた響きがある気もします。

そもそも心の内側での戦いは、人の目には見えないものです。

本人がどれほど苦しみに耐え、懸命にがんばっていても、まったく気づかれずに「もうちょっと、がんばれば？」などとズケズケ言われたら、やるせなくなります。無闇に「がんばれ」という人は撃退して良いというのは、医療関係者の言うとおりだということでしょう。

しかしそれと同時に、「自分自身は、がんばらなければ治らない」というのも、私がたどり

着いた結論です。多少は無理をしなければ、回復もありえません。人の「がんばれ」という言葉は撃退しても、自分自身はがんばる。これが再起のための最良かつ最短の方法なのではないかという気がしてならないのです。

落ち込みが一番ひどいころのことでした。

連載の原稿を落としそうになり、徒労感に襲われ、自信は皆無で（もともと私は自信家では全然ありません。外見はもしかすると「自信に満ちている」ように映っているかもしれませんが）、たいていのことを悪いほうに考えてしまう私に対して、幸い「がんばれ」という言葉をかける人はいませんでした。

「がんばれ」ではありませんが、専門家と言われる医師の知り合いは何人も共通して、「痩《や》せましたか」とか「ちょっとお疲れのようですね」とか「やつれましたか」というようなことを平然と言いました。これは今思い出しても本当にムカつきます。

ほかの多くの人たちは「無理をするな」と言ってくれたのです。私自身も「無理をしないよう」にブレーキをかけていました。そのブレーキが、強すぎたのでしょうか。自分で自覚していた以上に状態が深刻だったのでしょうか。

あるとき、本来なら金曜日に渡していなければならない週刊誌の連載原稿に手をつけられないまま、週末を迎えてしまったことがあります。土曜日は寝て過ごし、日曜日の朝になっても起き上がることができずに悶々としていたとき（こんなこと二〇年も文筆業界にいては初めてでした）、若い担当編集者は、それでも私に督促《とくそく》をしませんでした。

「本日中にいただけると幸いです」

その日曜日に彼がくれたのは、一通の簡単なメールだけだったのです。

週刊誌の締め切りを二日も過ぎているとなれば、一大事です。デスクに叱り飛ばされ、進行担当に急《せ》かされ、その編集者は断崖絶壁に立っていたはずです。それでも彼は「何とかしてください」などと督促することはなく、「待っています」とだけ言外に伝えてくれたのです。私は彼の言葉に「ほっ」とし、勇気を得て書き始めることができました。

編集者に期待感だけを表明してもらえたことは、回復に大きな力を与えてくれました。期待がないところに自信など芽生えようがありません。これは「がんばれ」とはまったく別のもの、すなわち「がんばろう」という気持ちを私のなかに生じさせてくれる励ましでした。

同じころ、私のもとに、こんなメッセージが転送されてきました。

《ALS（筋萎縮性側索硬化症）疾患にて在宅療養中。四肢麻痺に加えて、体の痛みに耐えながら、一日をほぼ寝たきりで過ごしています。「ガッキィファイター」のみが私の唯一の楽しみです。》

いつまでも落ち込んでいる場合ではない、と心からそう思いました。

23――「始めるためのハードルを下げる」工夫に力を注ごう

ものとものとの間には摩擦抵抗があるので、最初に動かすときに一番力がいります。しかし、いったん動いてしまえば、あとはずっとラクに動かし続けることができます。

これを物理学では「イナーシャ」と呼んでいます。

「イナーシャ」は、自動車用語にもなっており、車を発進させるときが一番エネルギーを消費し、それに比べて高速を走っているようなときは燃費を食いません。

子どものころの夏休みの宿題も、手をつけるまでには時間がかかりますが、いったん始めれば一気に片付いたりします。文章を書くことで言えばさしずめ、エンジンがかかる書き始め（というより椅子《いす》に座る）までが大変で、何とか書き出してしまえば、そう時間やエネルギーはかからないようなものでしょう。

《まず何より肝心なのは、思いきってやり始めることである。仕事は机にすわって、心を仕事に向けるという決心が、結局一番むずかしいことなのだ。》

カール・ヒルティは『幸福論（第一部）』（岩波文庫）で、こう述べています。イナーシャという言葉は使っていないものの、一八三三年に生まれたスイス人がこう書いているのですから、今も昔も、世界のどこでも、人は似たようなもので、何かを始めるときにはたくさんのエネルギーが必要だということでしょう。

健康なときでさえ初動が一番大変ならば、ウツウツとしているとき、何かを始めることはさらに大変です。

この認識をもとに、できるかぎりハードルを下げることにしましょう。

応急処置を講じるにしても、やおら「自分にとっては大冒険！」という高度な方法にトライしては、玉砕してしまいます。

例えば、部屋が散らかっていて気持ちがふさいでいるとします。

放っておいてますます気持ちがふさいでいくのはよくありません。何とか応急手当を試みるのはいいのですけれども、いきなり「家中ピカピカにせよ！」と、自分を奮い立たせてはいけません。

家族に頼んで片付けてもらう、自分の目につく場所だけ、ほんの少し片付けてよしとするという、「低いハードル」を、ちょっと越えてみましょう。

どんなかたちであれ、始めることさえできれば、これも慣性の法則で、あとはラクに進んでいくものです。

24——ジャージで一日ゴロゴロしていいのは、元気な人だけ

「重責にある人の仕事場には、シャワー室と仮眠室が必要である」

私はかねがね、そう思っています。

日々多忙を極め、人の目にさらされるストレスを抱え、それでも大きな責任がある人。例えば政治家は、シャワーを浴びて気分転換し、仮眠をとって休息もし、心がすっきりとしたベストな状況で、大事な決断をしてほしいと思うのです。

ヨーロッパの知事室や市長室には、たいていシャワー室がついています。

東京都庁の知事室には豪華シャワー室があるそうですが、たいていの政治家は、気分転換のためにシャワーなど浴びないでしょう。「仮眠は議場でみんな仲良くとりたい。一人で寝るなんてさびしいからイヤだ」という考えかもしれません。

日本の政治家に必要とされるのは、朝から晩までの激務に耐える体力、素早くかき込めるという理由だけで、毎食カレーライスでもへっちゃらなタフさ（ありていに言えば無神経さでもあります）だけ。肝心な政策能力は特段求められていないゆえに、シャワー室も仮眠室も不要な

のかもしれません。

ところで私は、重責を担っているわけではありませんが、一日数回は入浴し（夏場はシャワーを浴び）ます。

頻繁に入浴し、頻繁に着替えると、気分は確実に変わります。

いささかの光熱費ですむ気分転換法なので、可能な環境であるなら、試してみても損はありません。

入浴せずとも着替えるだけで、同じ効果を得られる人もいるでしょう。

人は見かけによらないとの言葉もありますが、気分というのははなはだ主体性がないもので、見かけをふくめて簡単に何かの影響を受け、たやすく変わります。

例えば、具合が悪いからといって一日パジャマで過ごすと、気分はもっと悪くなります。どんよりとし、ますますやる気が起こらず、自分がくだらないものに思えてきます。

「別に誰にも会わないから、Tシャツにすっぴんでいい」と思ったとたん、女性が何かを失っていくように、「具合が悪くて家にいるんだから、パジャマかジャージでいい」と決め込んだとたん、身のうちにわずかに残っていた覇気《はき》すら、すうっと抜けていくような気がします。

「パジャマで一日ゴロゴロしていいのは、元気な人の特権」

いっそこのように、あきらめてしまいましょう。

毎日どこにも行かなくとも、億劫でも、とにかく着替えるのです。

ある年のこと、六〇歳近い男性から、リゾート地に旅したときの写真入り年賀状をもらいました。写真の中の彼がいやにパリッとしていると思い、よく見ると赤いネクタイをしています。みんながカジュアルな服装になる場所で、あえてきちんとしたジャケットにネクタイ。華やかな色を身につけていることで、彼はたいそう若々しく、元気に見えました。

この男性のような効果を、日常生活に意識的に取り入れてもいいのではないかと思います。もっと言えば、病気や怪我で入院している患者も、起き上がれないほどの状態でなければ、朝になったら平服に着替えることにしたほうが、回復が早まるのではないかとすら思います。

着替えではありませんが、食事の器もまた、「外側から気分を変える」ツールです。

病院食が食べられないという入院患者でも、病院お仕着せのプラスチックの器ではなく、その人が好む陶磁器に同じ料理を盛り替えてあげたら、おいしく食べられたりします。

カップヌードルでも、売られているままの容器のフタを、ペロンとめくってお湯をさすのではなく、瀬戸物の丼に移し替えて食べれば、気持ちも味わいも変わるはずです。

25—ぼんやり見ているテレビはエネルギーを奪うのでご用心

元気が出ないときは、何をする意欲も湧かないものです。

しかし、「何もしない」というときでも、たいていの人は実のところ「何か」をしています。「どうにも仕事をやる気にならないので、昨日は一日、何もしていなかった……」という人が完璧な無為であったかといえば嘘で、一〇時間近くもネットサーフィンをしていたりします。

痩せたいと言いながらぽっちゃりしている人が、「何も食べていないのに二キロも太った」と嘆いたとします。そんなとき、周りは「だってあなたを見ていたら、ご飯の量は減らしても、ちょこちょこ飴《あめ》やお菓子を食べているじゃない」などと思っていることはままあるのです。

ネットサーフィンやお菓子が恐ろしいのは、本人が主体的に「ネットサーフィンをしている」あるいは「お菓子を食べている」という意識がないのに、時間を費やしたり、カロリーを摂取したりしている点です。

いつのまにか、自分を侵食してくるものは暮らしの中にたくさんありますが、ウツウツとしているときは、注意深くそれらを排除する必要があります。

テレビは、その際たるものでしょう。

落ち込んでいるときには、テレビは消す、これをルールとしたほうがいいと私は思います。

きちんと筋を追わなくてもわかるドラマ、眺めているだけで時間がすぎていくバラエティ番組など、テレビがBGMという家もあるでしょう。しかし、テレビはただつけているだけで無意識にエネルギーを奪っていきます。

「映画を見る気もしない、本を読む気もしない、ゲームも億劫……」という沈んだ心のときでも、無意識にテレビをつけてしまう人はたくさんいます。しかし、「それをやろう」と対峙《たいじ》する心構えがあって向き合う映画や本、ゲームであれば、無防備なままエネルギーを奪われずにすみますが、テレビは知らないうちに元気を吸い取られるような気がします。

意味もなく癖のように、テレビをつける――これもまた、元気な人だけが耐えうる「ジャンクフード的娯楽」なのかもしれません。ウツウツとしているときの「添加物」は、体にも心にも刺激が強すぎるということです。

26――二八年間サバイバル生活をした横井庄一さんの本を読む

落ち込みを解消する本は、書店にたくさん並んでいます。

本書の執筆にあたって、アマゾンで「うつ」をキーワードに検索してみたら、一九八一冊ヒットしました。「心」をキーワードにすると二万三八四二冊がたちどころに並びました。

ここでは応急処置として、それらとはまったく別のアプローチの読書をおすすめします。それは「異常な体験」をテーマにした読書。

例えば、元日本陸軍兵士だった横井庄一さんの本は元気が出ます。

ご存じのとおり横井さんは、太平洋戦争の終結を知らずに、なんと二八年間もグアムでサバイバル生活を続け、地元の漁師に発見されたという人物です。

グアムに旅行したとき、滞在先のホテルのフロントで、「二〇キロほど先のジャングルが、横井さんが生活していたところですよ」と聞いて興味をもち、古書として流通している彼の本を取り寄せてみました。

横井さんの特異な生活は当時さかんに報道され、『グアムに生きた二十八年――横井庄一さんの記録』(朝日新聞社)といった本も刊行されました。横井さん自身、『明日への道——全報告グアム島孤独の28年』(文藝春秋)など、何冊か本を書いています。

改めて読んでみると、そこに書かれていたのは淡々とした、しかし途轍もない「日常生活」。たった一人で狩りにいったり、川エビを釣ったりして食料を確保し、洞窟をささやかな住居にしつらえる。彼は戦争が終わっていることを知らなかったため、煙を立てて敵に見つからぬよう、昼間は火を焚《た》かないという「戦時下を生き延びる」用心もしていました。

『無事がいちばん——不景気なんかこわくない』(中央公論社)という横井さんの本のタイトルどおり、彼の極限生活に比べれば、たいていのことはこわくないのかもしれません。

正気を失わず、二八年もの年月をジャングルでどう暮らしたかに思いを馳せれば、自分が陥っている悩みのスパイラルは、一瞬であれ、なんだか「どうでもいいようなこと」に思えて元気すら出てきます。

歴史書や伝記の類にも、同じ効果があります。

例えば、ナポレオンといえば歴史に名だたる英雄とされますが、改めて本を読んでみれば、完全無欠の強い人物ではないことがわかります。

晩年は不遇で、毒を呷《あお》って亡くなりました。ちょっと調べると、なかなか人間臭い悲しさがあるのです。

ジョセフィーヌと離婚したのち、ナポレオンはオーストリア皇帝フランツ一世の娘、マリー・ルイーズと再婚します。政略結婚だったとはいえ、ナポレオンは彼女を愛していました。ロシア遠征に失敗し、ライプツィヒでも大敗して権力を失ったナポレオンはエルバ島に流され、失意の中でマリー・ルイーズと、二人の間に生まれた愛息の合流を待ち続けます。

しかし離れて暮らしている間にちゃっかり愛人をつくったマリー・ルイーズは、エルバ島に向かうことはありませんでした。ナポレオンが「こちらに来てくれ」と書き綴った手紙は完全に無視。とうとうセント・ヘレナ島で没したナポレオンが、「彼女に遺す」と言って寄こした彼の心臓も、きっぱりと受け取り拒否。

仕事に失敗し、部下に裏切られ、妻子にも見捨てられ、一人死んでいく中年男……。

何やらナポレオンに、親近感すら湧いてきます。

時代の寵児《ちょうじ》、英雄、カリスマ。ローマ帝国のカエサルのような人物ですら、落ちぶれたときの境遇は悲惨です。石川啄木は「友がみな　我より偉く　見ゆる日よ　花を買い来て　妻としたしむ」と詠みましたが、偉い人も偉いばかりではないと知れば、妻と花を愛でるよりも気持ちが和んだりします。

自分の現実とはるかに乖離《かいり》した「異常」のなかに、苦境という「共感」が混在する歴史書も、絶望の淵に沈みかけた心を晴らしてくれる読み物の一つと言えるでしょう。

27―よく歩きよく嚙みよく呼吸して、自前のセロトニンをつくる

節約やエコロジーのブームで、家庭菜園、ベランダのハーブ園などが人気だと聞きます。人の基本は自給自足というわけでもないでしょうが、ウツの「クスリ」も自前で用意することが可能です。

ここに紹介するのは、私がホストをつとめるTBSのラジオ番組で、東邦大学医学部統合生理学教授の有田秀穂《ひでほ》氏に伺《うかが》った話です。

人の脳内には、セロトニンという神経の情報伝達物質があるのですが、これが欠乏すると、ウツ状態になることがわかっています。

セロトニンは心の動きに関係する大脳辺縁系ばかりでなく、視床下部、小脳、脊髄、自律神経まで影響を与えているので、これが元気をなくすと、人はどんよりとしてしまうのです。筋肉にも影響を及ぼしますから、ぼんやり締《しま》りのない顔になり、力が出なくなったりします。まさに絵に描いたようなウツ状態に陥るというわけです。

心と体の元気を司る元締めが不調なのですから、ウツ病領域の人が引きこもってしまうのは、

当然と言えます。

ところが有田氏によると、部屋に閉じこもってじっとしていたりすると、セロトニンの働きはますます弱まってしまうそうです。出歩かないばかりでなく、噛《か》まなくてもいいような柔らかい食べ物、朝晩が逆転した生活も、セロトニンの働きを異常にします。

そのため、セロトニンの働きを正常にする機能があるSSRIがポピュラーな抗ウツ剤とされているのです。

「クスリは対症療法にすぎないのではないか？　心の傷の抜本的解決策とは言えないのではないか？」

かねてからの自論をもって私が問いかけたところ、有田氏が教えてくれたのが「自前のセロトニンづくり」。

セロトニンはもともと体に備わっているものであるため、その仕組みを理解していれば、クスリを飲まなくても活性化させることは可能だというのです。

私が教わった方法は、よく歩くこと。よく噛んで物を食べること。腹式呼吸をすること。

例えば、足の裏を意識しながらリズミカルに早足で歩く。セロトニンのもととなるトリプトファンが含まれている、バナナや豆類、チーズなどをよく噛んで食べる。

じっと座って呼吸をし、息を吐くことだけに意識を集中させる。

自分を追い詰めるように必死にやるのではなく、「一日五分以上、三〇分程度」を目安に実行すればいいというのです。できない日があっても、それはそれでよしとします。

敢えて記す必要もないでしょうが、ストップウオッチ片手にストイックに歩いたり、数を数えながら必死になって呼吸したり、ドラッグストアで「トリプトファン入りサプリ」を探してドカ飲みしたり、血眼《ちまなこ》で納豆を買い占める……という行為は逆効果でしょうね。

無理をして疲労がたまっても、セロトニンは弱まってしまうそうですから、自主トレはすべて、頭をからっぽにして無心にやることがポイントです。

歩く、呼吸する、食べる。どれも人間の基本的な営みです。

これを三カ月続ければ、セロトニン神経の構造も変わるというのですから、セロトニンの自主トレも、そう難しくはありません。太陽の下で歩かざるをえない暮らしをしていたころ、私たちのセロトニンはもっと元気だったのかもしれない、そんな気もします。

別の機会に、陸上の末續《すえつぐ》慎吾選手を育てあげた名コーチ、高野進さんにお話を伺いました。いわく、昔の人は一日だいたい、二万七〇〇〇歩歩いていたとか。

歩かない現代人のうちでもとくに顕著なのが、地方在住の人。車生活のため、一日に歩くのはせいぜい三〇〇〇歩だといいます。

ただ息を大きく吸って、歩く——お金もかからず、ずいぶん手軽な応急処置だと思います。

28―パラセイリングとジェットスキーでスカッとする

うつつを抜かすとは、忘我の境地で陶酔することです。

誰もが陥るウツ状態から抜け出すには、「うつつを抜かす」体験が必要なのではないか。すなわち、我を忘れるくらい何かに夢中になることが、ウツな気分の応急処置となるのではないでしょうか。

できれば、普段はやらないバカバカしいようなことがいいでしょう。好きか嫌いかもイメージできないほど自分から遠いことを、片っぱしから試してみます。

土井たか子さんはかつて「気晴らしはパチンコ」と公言していましたが、誰でも一つや二つ気晴らしの「定番メニュー」があり（ない？　なかったら作りましょう）、元気なときはそれによってストレスを発散し、気分がうまく巡回しています。

しかし、いったん気持ちが沈み込んでしまうと、麻雀やゴルフやお酒といった定番メニューでは「効かない」のです。そこで、ショック療法ではありませんが、未知の分野にトライする意味が生じます。

また、麻雀やゴルフやお酒（これらの例は、あくまで「いつもやっている」という意味ですので、無縁の方は誤解なきよう）は、遊びよりも周りの人との会話の比重が高かったりします。落ち込んでいるときは、これがウサ晴らしどころか負担になる場合もあります。

日常生活から遠いものといっても、努力を要するものではハードルが高くなるのでNG。ぽーんと飛び込めば、あとはなすがまま……といったものがお薦めです。

私が試したバカげたことその一は、パラセイリング。挑戦している間は気分の落ち込みは忘れて、「楽しい！」と思うことだけに集中します。

バカげたことその二はジェットスキー。これは、「ぶっとばすこと」と「ぶつからないこと」しか、その最中は考えられません。

御蔵島《みくらじま》でイルカと泳ぐというのも、私が試した中でも上等な「バカげたこと」です。同じ都内でありながら東京から船で一晩かかる御蔵島は、イルカを観光の目玉にしています。島にはちゃんとインストフクターもいて、泳げない人でも楽しめます。季節にもよりますが、イルカのほうから好奇心をもって近づいてくる海中での体験は、たしかに気持ちを変えてくれました。

馬に乗る、ジェットコースターに乗る、旅、一人カラオケ、ジムに行く、季節の花を見に出かけて写真を撮ってくる、何の目的もなく一キロ歩く……。普段やらないような「ちょっとバカバカしいこと」は、たくさん見つかると思います。元気が出る一見「くだらない」遊びは、何百でも見つかるでしょう。

29―占いのためだけに台湾旅行をしてみる

三人で台湾旅行をしたとき、同行の女性友達に付き合って、日本で言う「占いの館」のようなところを訪ねたことがあります。

通帳の残高がかなり心もとないときに占い師から「もうすぐお金がたくさん入ってきます」と言われ、「ホントかよ」と思いながらも、ずいぶん楽しい気持ちになりました（その後、出版した本が増刷を重ねて、占いのとおりになったのは、嬉しいおまけです）。

この話をメルマガに書いたところ、どこの占い師か教えてほしいという問い合わせが殺到。その反響の大きさに、いい年をした男が、わざわざ飛行機に乗って台湾の占い師に会いに行くというバカバカしさも、気分転換としてはありなのではないかと思い至りました。

占い師は話をじっくり聞いてくれます。悪いことも言いますが、たいていそこからの抜け出し方も教えてくれます。「占いなんか、と斜《しゃ》に構えている自分」と、「案外、当たっているな」と喜んでいる自分のギャップがおかしくて、気が軽くなったという人もいました。

占いは、その信憑性《しんぴょうせい》はともかくとして、聞く人にどのような心理的効果を与えるのかは、いろいろ科学的に分析することができます。どのような内容を、どのように伝えたら、言われた人が信じるのか。良いことを言われて励まされたり、悪いことを言われてそれを避けるべく注意したりする、そのときの心の動きはどのようなものなのかは、明らかになっているわけです。

逆に言えば、そういった「カラクリ」を利用して、どれだけお客さんを「その気」にさせられるかが、占い師のプロフェッショナルとしての技量となります。

占い師の言うことをあまり真《ま》に受けすぎても、大金をつぎ込んだり、依存することになって危険ですが、「自分は大丈夫だ」という自信を得るために、占いを応急処置的に利用するという手もあります。低空飛行状態から脱するには、ときには思い込みも必要だということです。

人間は、「できる」と思うことしか、できません。

逆に言えば「できる」と思っていれば、できてしまったりするものです。

地区大会の予選すら勝ったことがない野球部の高校生は、甲子園に行けるとはなかなか信じられません。しかし、先輩が甲子園出場を果たしたことがある高校では、野球部員は甲子園を実現可能な目標として捉えています。技術やチームのレベルもありますが、「甲子園に行ける」という思い込みと、出場して歓声を浴びるといったイメージトレーニングが、彼らの実力に大きくかかわっているということです。

たいていの「できる」という思い込みには何かしら根拠が必要ですが、占いは手軽にその役割をはたしてくれる便利なツールなのです。

「きっとそのうち、いいことがある」

占い師の言葉を信じてそう思い込む人を、私は愚か者だとは思いません。「あいつは、だまされている」と笑う人のほうが、よほど愚かで不幸ではないでしょうか。

30―パートナー以外の異性を交えた三人旅をする

日常から脱出する手っ取り早い方法は、旅です。

しかし、何らかの喪失感から深く落ち込んでいるとき、一人旅をするのはしんどいもの。感傷旅行という方途《ほうと》がありますが、「もともと強い女性」でもないと、なかなかハードルは高いでしょう。

できるものなら、じっと引きこもっていたいような状態なのですから、「脱出する」という最初のジャンプを自分だけの力で為そうとしても、なかなか踏み切れるものではありません。

落ち込んでいる人は、「行きたいけれど行けない……」という状況にあるのがほとんどであり、パッと一人で旅立てるのは、やはり元気な人だと思います。

逆に大勢での旅も、ウツウツとしているならば、きついもの。

グループで行動するとなれば自分のペースが乱されますし、周りに合わせることで負担がかかります。仮に万全なコンディションでも、大人が一〇人も集まってスケジュール調整をするのは無理があります。

そこで普通は、パートナーや友人と二人で、あるいは家族と旅をしようとなるわけです。旅というと大袈裟《おおげさ》に響くかもしれませんが、ごくささやかなものでもかまいません。今は交通機関が発達していますし、車の旅もリーズナブルかつ手軽ですから、日帰りでも案外遠くまで、足を延ばせます。

私も家族に誘われて、落ち込んでいたときに夏の湘南までドライブしたことがあります。行って帰ってきただけの短い旅で、海辺で騒ぐ若い人たちのエネルギーに圧倒されもしましたが、それでも出かけていってよかったな、と思ったものです。

日本には四季がありますから、「桜を見に行く」「新緑はあそこがいい」という季節の移ろいをきっかけとして出かけてもいいでしょう。寒いときは動くのが億劫になりますから、「積極的に春を利用する」という意識で、藤やツツジ、牡丹《ぼたん》といった花を見る旅を考えてもいいかもしれません。

ところで、「家族より、二人よりも、もっと風通しがよく、ドラスチックな気分転換になる」と私が感じるのは、異性を交えた三人旅です。

パートナー以外の異性と旅をすることは、危ういバランスだけに、すべてが新鮮です。二人きりでは問題になりますが、友人も交えた旅とし、パートナーにもその事実を告げて出かければたいていOKとなります。拒否権があるという条件下で、「○○さんと旅行にいこうと思うんだけれど。友人の××さんと三人で」と相談すれば、大抵のパートナーは「ダメだ」とは言わず、理解してくれるはずです。

三人旅であれば「異性という緊張感をもったうえで、性的なルール違反をしない旅」が可能になり、非日常感も高まります。下心が生じそうな状況だからこそ、「下心の発露がどこにもない仕組み」をつくってしまうと、大人の異性同士でも旅行ができるということです。

男性でも女性でも、三人旅を試してみれば、同性の友人同士やパートナーと出かけるのとは違う、新たな発見があると思います。

またエステや映画など、「女性二人」にはさまざまなサービスや特典があるのに、男性二人連れでは行きにくい場所がたくさんあります。一方、女性だけでは重い荷物が大変だとか、不用心というデメリットがあります。ですから男女混合の旅は、お互いにプラスということです。

女性二人に誘われ、男が一人加わって旅をする――これはモテているというより「安全な人」と見なされているという、はなはだ不名誉または軽々しい状況かもしれませんが、いつもの旅よりも、お互いの行動範囲が広がります。

男二人に女性一人というのも、参加してくれる女性がいれば大いに「アリ」だと思います。

夫婦もしくはパートナー二組での四人旅もいいものですが、心のウサを晴らす新鮮さという点では、断然三人旅をおすすめします。

31——「給料以外に稼ぐこと」がストレスを減らす鍵になる

「一五分間、ジェットスキーをするために、二泊三日でバリ島へ行く」

あなたがこんな計画を立てたら、「なんと贅沢なことをするんですか！」と非難を浴びせる人がいるかもしれません。

「御蔵島でイルカと泳ぐ」

「毎日五キロ走るために、グアム島に行く」

実際、私はこうしたことを試したわけですが、「なんと気楽でいい身分なのか」と、眉《まゆ》をひそめる人がいるかもしれません。

しかし、これは果たして贅沢でしょうか？　不景気な御時勢を省みない、身の程知らずの無駄遣いでしょうか？——私はそうは思いません。

重大な危機から何とかして、脱出しようとしているのです。

ここで一歩、抜け出せるか否かは、一生がかかった大問題です。

もし、回復できるのであれば、一〇日ばかり海外に行く旅費くらい、たいしたことではない、実にリーズナブルな投資でしょう。お金をかけずにじりじりと悪くなっていくくらいなら、たかだか数十万円を使うなんて安いもの。気分よく過ごすために、少しばかりいい部屋を取るくらい贅沢でもなんでもなく、当然の権利として許されてもいいと思うのです。そもそも、今は探せば安い旅行はたくさんあります。海外でも数万円で飛行機のチケットが手に入る時代です。

この一〇年ほど、「お金さえあれば、なんでもできるのか？」という議論が、しきりになされました。しかしこの論は、土台にある「健康」が確保された上でしか成り立たないものです。元気がなくなってしまえば、お金があってもなくても、なにもできません。仮に八〇億円あったとしても、心がふさぎ込んで体も言うことを聞かないのでは、お金はただの数字を記した紙切れでしかないでしょう。

「五キロ走るなら家の周りでもできる」とは、心が強靭な人の無神経な物言いともいえます。私はグアムのホテルに行ったとき、Tシャツに短パンという、日本では決してしない服装で終日過ごしていました。海外という解放感によって、いつもと違うランニングウエアでいても平気で、それゆえにホテルから出たとたん、走り始めることができました。滞在期間中、走ることを習慣にできたのは、こんな小さな要因のおかげです。

ランニングコースへのアクセスが簡単だったという条件もありますが、これが日本であったなら、もっとハードルは高くなっていたでしょう。

日常着からランニングウエアに着替えるというハードル。家からそんないでたちで出かけて、急にどうしたのだろうと近所の人にいぶかられるのではないかという、杞憂《きゆう》かもしれないけれどつい生じてしまうメンタルなハードル。また、住宅街に走りやすいランニングコースがあるとは限りません。

人は「一生もの」というエクスキューズで、さまざまなことにお金を使います。マイホームがその顕著な例でしょうし、服やカバン、時計や宝飾品の類も、高価な買い物には「一生もの」という言葉がついて回ります。

また、命がかかっているというとき、治療費を「高くてもったいないから払いたくない」という人は滅多にいません。

その論に当てはめてみるならば、自分の一生にかかわる問題が生じているなら、自己流の応急処置だろうとなんだろうと、それにふさわしいコストをかけて回復につとめるのは、当然のことではないかと思うのです。

最後に、この重大な問題について、普通は言ってはいけない本当のことを言っておきます。

それは、たいていのストレス程度はお金で解決できてしまう、ということ。だから今後は「給料以外に稼ぐ」がストレスを大幅に減らす鍵になってゆく、という事実です。

32――打ち明け話をするなら中年サラリーマンより女子高校生に

一〇代の女性VS.四〇代男性。

この取組みで一〇代の女性に軍配が上がるのは、「身の上相談をこなした件数」という勝負です。

そもそもお互いに打ち明け話をしあう習慣がある女性は、恋愛だの進路だのファッションだのと、何かにつけて相談アイテムが多く、学校という縛りによって友人同士で過ごす時間が長い思春期の時点で、相当な数の打ち明け話をしたり、されたりしています。

一方、男性は日常的に心情を吐露する習慣がない人が多いので、四〇代になっても打ち明け話の経験値では、一〇代の女性にはるかに劣るのが普通なのです。

一〇代の女性のほうが経験値は上であれば、四〇代の上司に心のうちを明かすより、久しぶりに会った親戚の女の子にポロッと話したほうが、役に立つということになります。まあ、彼女たちの守秘ルールは独特なので、その点やや危険ではありますが……。

誰かに話を打ち明けるというのは、壁にぶつかったときの応急処置。

しかし、誰に打ち明けるかというとき、相手を選んではいけません。上司やプロなど「アドバイスする能力がありそうな人」、家族や仲間など「自分を理解してくれそうな人」という具合に、慎重に打ち明ける相手を探していたら、なかなか見つからずに、どんどん事態が悪化していきます。

ポイントは、心をずしりと塞いでいるボールを、誰かにぽんと投げること。

打ち明け話、相談というと大ごとに感じますが、テニスの壁打ちのごとく、「とにかく他人に話せば良い」のです。一人でボールを抱えていればいるほど、事実と希望と悲観を一緒くたにしてしまうものですから、投げるのは早ければ早いほどいいでしょう。

いくつだろうと女性のほうが経験値は上だと述べましたが、少なくとも一五歳以上であれば、相手は男性であってもかまわないと思います。

「一五歳なんて子どもだ」と思う人は、自分自身の一五歳を振り返ってみてください。

もちろん、未熟な部分はたくさんありますが、あなたという人の基礎は、もうほとんどできあがっていましたよね。

私は「ネットで自分の悩みを公開して高校生に答えてもらう」という企画を考えたことがあります。そのときは残念ながら実現しなかったのですが、やってみたら、大人顔負けの、いいアドバイスがたくさん寄せられたはずです。

33——七割の人に褒められ、三割に批判されるのがちょうどいい

ものを書きはじめて初めて、公然と批判されたときのショックは、今でも忘れられません。ある週刊誌の記事で名指しで非難されたのですが、まさにガツンと打たれた気がしました。あとから冷静に考えてみれば、論理的ですらない、たんなる罵倒だったのですが、そのときは血の気が引きました。

「どうして、こんなことを」

「何で俺が」

偶然、読んでしまった記事を手にしてクラクラしながら、家族も留守だったので、とりあえず椅子に座ったことを覚えています。

それからしばらく、衝撃のもっていき場を考えていると、「批判」とは何か、という根本的な疑問が生じました。

私の仕事は、ある事象なり人物なり事件について、自分の意見を書き、披露することです。全員に賛成される意見というのはこの世に存在しないでしょうから、この仕事をする以上、

批判というのは、避けて通れないのだということに、まず気がつきました。

次に私は、こう自問しました。

「仮に読み手が一〇〇人いるとして、一〇〇人に批判される意見はあるのだろうか？」

答えはノー。権力者が暴言を吐いたり、犯罪者が開き直ったりという特殊なケースはあるでしょうが、いずれでもない私の意見が全員に批判されることもないと、気づいたのです。

すると、「誰からも批判もされなければ、褒められることもない無反応より、何かしらの反応があったほうが仕事をした意味がある」という考えが生じました。そして、反応には批判と肯定的な意見の両方があるのなら、その理想的な割合はどのくらいかと考えたのです。

「まあ、七割に褒められて、三割に批判されてちょうどいいくらいかな」

ここに思いが到ったときに、衝撃はスーッと消えていきました。

打たれたいとは思わないけれど、打たれることも自分の商売のうちなのだと腹をくってから、私は批判されても、打ちのめされることが減りました。むしろ一〇倍にして打ち返す、という喜びを見出したほどです。

批判は倒れてしまいそうな衝撃をもたらしますが、ちょっと息を吸って分析してみると、案外、手ごわいものではないと気がつくのは、私ばかりではないと思います。

34――犬を飼って「自分が必要な存在である実感」を取り戻す

家族の死や離別という「喪失」を代わりのもので埋め合わせる対象として、ペットの存在がクローズアップされています。ペットを用いた精神療法もあるほどです。

ペットはなくした子どもの代わりにはなりませんが、子どもに注いでいた愛情を振り向ける対象にはなります。ふざけたり、遊んだり、甘えてきたりするペットとともに過ごせば、少なくとも笑いは取り戻せます。

ペットの効用は、喪失を埋め合わせることばかりではありません。

心が沈みきってしまい、自信のかけらすら剝《は》がれ落ち、一人で悶々《もんもん》としている。

このように漠然とした、原因がわかりにくいしんどさの「痛みの芯」を探っていったら、「誰にも必要とされていないこと」に行き当たることがあります。

愛でもいいし、家族の養い手でもいいし、仕事上役に立つということでもいい。

誰かに求められ、必要とされることは、生きていくための源《みなもと》です。

その部分が損なわれた人が日常生活に支障が生じかねないほど落ち込んでも、何ら不思議ではありません。

ウツになると、生きていくための源は、ますます揺らぎます。取るに足りない、何の役にも立たない自分は、もはや誰にも求められていないのではないかと不安になり、その不安が心の状態を悪化させる悪循環が始まるのです。

スウェーデンでは、七〇代の人の三〇パーセントがウツだという新聞記事を目にしたことがあります。これを私なりに解釈すると、「定年退職とは、仕事がなくなることではなく、求められなくなることが問題なのだ」となります。

ウツになれば、職場の人たちの多くは「ゆっくり休んでいろよ」と思いやりで言ってくれるでしょう。しかし、もしかするとこの言葉も「おまえがいなくても、会社は大丈夫」というメッセージになり、求められていない状態を助長している気がします。

そうであれば自らの手で、「求められる状況」をつくりだすことも必要ではないでしょうか。

恋人や家族が求めてくれるのが理想だとしても、ペットだって大いなる味方となります。この場合のペットは、何と言っても犬です。

猫は割合に気分で動くところがありますが、犬は常に忠実です。飼い主が帰ってきたら喜ぶし、遊んでやれば喜ぶし、エサをやっても喜びます。名前を呼んだだけで、喜びいさんで駆けつけます。

ペットはただかわいがればいいというのではなく、自分が餌《えさ》を与え、世話をしなければ死んでしまいます。

全面的に自分を頼り、求めてくる存在。「自分がいないと、コイツはだめになってしまう」という存在。一〇〇パーセント自分を愛し、信じてくれる存在。

そんな犬によって、「生きていくための源」が活性化されるのであれば、犬を飼うという選択肢はかなり有効だと思います。

犬を飼えば、散歩に出かける、犬のことについて調べるといった新しい世界も、開けてくることでしょう。

第四章

「日々、鍛えてみよう」編

35──ちょっと難しい課題を引き受けて「自分の器」を大きくする

ウツウツとした心が、応急処置でとりあえず落ち着いたら、心を鍛える段階に入ります。

そんな人は滅多にいないと思いますが、もしも今のあなたには落ち込みのかけらすらなくても、日ごろから鍛えておくことが肝心です。繰り返し述べてきたとおり、ウツは突然、誰にでもやってくるのですから。

さて、広義のストレス（それをやるのが本当はイヤな状態）でも、狭義のストレス（不本意に引き受けてしまったこと）でも、その対処法は以下の三つです。

一、あとで放り出すようなものは最初から引き受けない
二、引き受けてしまった以上は、楽しむ（そのストレスを育てない）
三、ストレスのままだったとしても、その仕事に対する評価を確保する

この三つを、必ず意識してください。一と二と三は、まったく矛盾しません。

「一」は、人生の基本です。残念ながら、一を繰り返して小粒化してゆく人はとても多い。引き受けるときに「あとで放り出してしまうかどうか」を判断するのは、究極的に「おのれの器を知る」営為にほかなりません。結果的に途中で放り出してしまうとき、器の小さい人は必ず「他人や組織のせい」にします。

それで危機を乗り切れるなら幸多かれと祈るしかありませんが、しかし途中放棄は所詮「おのれの器」の大きさを測りそこねた失態でしかないのです。

同時に、少しずつ「自分の器」を大きくしていくのが人生の楽しみでもあるのですから、「ちょっと難しいかもしれない」という課題を常に敢えて引き受け、それを途中で放り投げず完遂することによって（つまりストレッチですね）、少しずつ成長してゆくのが理想形でしょう。

「二」は、人生における工夫の基本です。

イヤなことをイヤなまま引き受け続けたら、そのストレスはどんどん大きく育っていき、生命の活力は少しずつ失われていきます。だから、そういうときは、第二章で述べたようなガス抜きをするか、楽しみに転じればいいのです。

やり遂げたら自分で自分に褒美を出すとか（買い物がストレス発散になるのはその一つです）、イヤな出張に恋人や家族を連れてゆく（もちろん合法の範囲内で）とか、ブログや雑談のネタにするとか、笑い飛ばすとか。

それでも、なかなか気分を転じられない、という場合もあるでしょう。そのとき肝要なのが「三」の視点です。

上司や同僚にかぎらず、恋人や家族や友人の誰かに「とにかく評価してもらう」機会を確保するのは、私たちにとって最も重要な関係性でしょう。

逆に言うと、例えば上司は部下に「(部下にとって)イヤな仕事」を頼んだ場合、もちろん部下が嬉々としてやってくれることも充分ありえますが、そうでない場合は、きちんとその完遂に対して充分な評価をしてあげましょう。「ありがとう、助かった」だけでもいいと思います。

ストレスが日々私たちに振りかかってくるのは、不可避です。強いて言えば、ストレスのない人生ほどつまらないものはありません。が、ストレスの蓄積ほど怖いものも、あまりないでしょう。がんだって、まったく同じ構造になっています。がん細胞は、たとえ芽生えてしまっても、大きく育てないことが何より肝心です。がん細胞が育たず、がんゆえに死ななかったら、その人はがんに克ったわけです。たんにがん細胞を切除しても、それで体力が弱って死んでしまったら、がんに克ったことにはなりません。

ストレスも同じです。良いものは育て、悪いものは育てない。そのためには、前述した一と二と三の組み合わせが肝要です。

36――才能ある人とは、自分なりの「鍛える努力」を続けられる人

時折、「努力も才能のうち」という言葉を耳にします。

少なくとも今の時代、才能というのは決定的に重要ではないことは確かです。

かつての常識では、「才能には非常に個人差があり、そこを埋め合わせるためにみんな努力する」と言われてきました。ところが今は、会社組織にせよ、フリーランスが集まってする仕事にせよ、スポーツにせよ、社会の基本はチームワークです。

この条件下では、ちょっとぐらい才能がある一人より、一〇人であっても一五人分の力を発揮できるチームの一員であることのほうが、重要になってきます。際立って突出した能力だったら別ですが、個人的労働の時代ではないということでしょう。

つまり才能というのは「食べていける、いけない」にかかわる大きな問題ではありません。

「天才とは九九パーセントの努力と一パーセントのひらめきである」と言ったのは天才と称されるエジソンですが、ますます九九パーセントの努力が重要になってきます。言い方を変えれば、九九パーセントの努力ができる人を、才能ある人と呼ぶ時代なのです。

せいぜい数倍という差であれば、「ある程度鍛えたら何とかなる」という希望が生まれます。もちろん、毎日続けていけるかどうかは生まれながらの才能かもしれませんが、継続するべく努力することは可能です。

この論に当てはめて考えれば、仮に生まれつき心が傷つきやすく、ウツに陥りやすい人がいたとしても、日々鍛えるという努力次第で、心地よい精神状態をキープできるようになると思うのです。

人の性格は異なりますから、心の鍛え方も、唯一無二の方法というのはありません。例えば短距離走、重量挙げ、フィギュアスケートでは、鍛え方はそれぞれ違います。自分の性格、弱みや強み、どのようなことで折れやすいのかのパターン、今後どう生きていきたいかを考えたうえで、自分なりの「鍛え方」を模索すれば良いと思います。

とはいえ、世の中には鍛える必要もない、うらやましい人も存在します。

再びスポーツを例にとれば、陸上の一〇〇メートル走で世界記録を出したことがあるジャマイカ人、アサファ・パウエルの肉体をMRIにかけたら、大腰筋《だいようきん》がずば抜けて鍛えられており、日本人トップランナーの数倍も発達していたそうです。大腰筋とは、脚を前に引き付けるインナーマッスルで、ここが短距離走選手の鍛えるべきピンポイントのようです。日本人選手はおそらく、彼と同じような大腰筋になるまでは、鍛えられないでしょう。しかし、それ以外の筋肉を全部鍛えて補うという可能性はあります。

スポーツというのは白黒がはっきりつくものですから、「それでも無理」ということがありますが、心の筋肉であれば、もう少し融通がききます。

これから紹介する心の鍛え方も、やはり総力戦として捉えて、できそうなものからどんどん試していただきたいと思います。

「努力、努力」と書いていますが、歯を食いしばって修業をしろなどと、言いたいわけではありませんので、くれぐれも誤解がないように。

風邪をひいたとき、強引に熱を下げると、風邪のウイルスと戦う体の働きの妨げになります。しかし、適切な処置によって鼻やのどをすっきりと通し、しんどさを回避することは、OKだと思うのです。

我慢や根性に頼るのではなく、ラクになる方法も合わせワザとして使いつつ、心を鍛えていきましょう。

37——諦めずに抵抗すれば、老眼だってずっと先延ばしにできる

TBSラジオ「サイエンス・サイトーク」で、日本航空機長の小林宏之さんにお話を伺ったことがあります。

冒頭、私はやや失礼な質問から始めました。

「日航の機長と言えば、ずいぶん高給取りなのですよね」

話を進めるうちに、いつものことながら自分の無知に気づき、恥ずかしくなりました。

無知の一つは、六〇歳で現役の旅客機機長を務めている、という事実の凄さについてです。

例えば、厳しい減量を強いられるボクサーは、映画の「ロッキー」を例外中の例外として、普通は四〇歳になっても現役の選手であることはまずありません。

旅客機の機長は半年に一度の健診において、血圧、視力、血糖値、体脂肪率など全ての項目で基準値をクリアしないと、ライセンスがおりないのです。これは考えてみれば、実に大変なことですよね。

あなたがジャンボ機に乗っていて、こんなアナウンスが流れたらどうか、と想像してみてく

ださい。

「当機の機長は五三歳でございます。ベテランで経験も豊富ですから、万が一の胴体着陸の際など、どうかご安心ください。ただ、血糖値と血圧と心拍数にいくつか問題を抱えており、緊急事態には不整脈を起こす可能性がございますので、あらかじめご理解いただきますようお願い申し上げます」

こういう機内放送はもちろん「ありえない」わけですが、しかし実際は、そういうことなのです。機長であろうとする以上、二八歳と三八歳と四八歳と五八歳が、まったく同じ基準値をクリアしないといけないのです。

毎回、およそ五パーセントの不合格者が出ます。公務員や教員もそのようにしてもらいたい、という話はとりあえず脇においておきます。われわれ文筆業界でも、月刊誌や週刊誌やテレビなどでは三カ月に一度ないし半年に一度は必ずふるいにかけられ淘汰《とうた》され続けていますから、うかうかしていられないのは当然ですが、しかし年齢によるハンディやら腰痛やら視力の衰えやらは問われません。

多くの職場では、二八歳は二八歳なりに、四八歳は四八歳なりに、と考えられがちです。若さと引き換えに体験や知恵が買われたり、無鉄砲さや新鮮さが若さの証《あかし》とされたりもします。

では、小林機長は最初から健康な人だったのでしょうか？

ある程度は遺伝的なものもあるはずだと思います。しかし、小林機長は私より早い四〇代の前半から（一時的に）老眼が始まったそうです。

老眼（老視）というのは、誰にでも起きる自然現象だと思っていました。いや、あきらめるほかない現象だと私も思い込んでいたのです。

しかし老眼とは、水晶体を調節する筋力が衰え、焦点の合う距離範囲が狭くなっていく現象にほかなりません。逆に言えば、その筋力を落とさないように訓練すれば、老眼化をだいぶ先に延期することができるのではないか。

そう考えた小林さんは老眼が始まったその日から、「遠くを三秒見てから近くを三秒」という筋力低下予防訓練を、毎日五分程度やり続けてこられました。

たった五分の日常的努力で、どうなったのでしょうか。

六〇歳になった今に至るまで、老眼は二〇年近くほとんど進行しておらず、視力一・〇を保っておられるとのことでした。

西部劇や刑事ものの陳腐な決まり文句の一つに「無駄な抵抗はよせ」があります。

しかし、それは本当に無駄な抵抗なのでしょうか？

訪れたフィリピンの離島では、住人約五〇〇人のなかで、めがねをかけていたのは、たった一人だけでした。村人所有のパソコンが一台もないのですから、環境の違いが圧倒的に大きいわけですが、しかし「遠くを見る」訓練をまったくおろそかにして五〇センチ先だけを見ている生活を暴走させれば、現在二五歳の人が四五歳になったときどうなるか、想像しておく必要があるでしょう。

私は小林機長に励まされて、その日以来、同様のちょっとした訓練を欠かさず続けています。たった二週間で、目が疲れなくなりました。小さい文字を見るとき焦点が合う時間も、少しずつ早くなって（戻って）きています。

睡眠障害や、腰痛予防についても、「無駄な抵抗はよせ」は間違いであると確信できるようになりました（『「無駄な抵抗はよせ」はよせ』ワック出版をご参照ください）。

心の鍛え方についても、そっくり同じことが言えるのではないかと思います。

38―努力しない長生きタイプは努力する短命タイプに勝てない

人間には、長生きタイプと短命タイプがいます。

遺伝的に見ても、強い・弱いという差があるようです。

例えば長生きタイプを、六五歳から一〇〇歳くらいまでの幅の中で、交通事故にさえ遭わなければ、平均して八二、三歳までは生きられる家系の人たちとします。

一方、短命タイプは、二五歳から七五歳の幅の中で、コレステロールがたまりやすい、がん体質などなどの理由で、平均すると五〇歳くらいで亡くなる家系の人たちとします。

いくら長生きタイプの家系に生まれても、弛緩した生活をし、具合が悪くてもほうっておいたら、一族の平均寿命はクリアできません。

同様に短命タイプの家系に生まれても、常に健康に気を遣い、体にいい食べ物や運動という努力をしていれば、短命の壁を超えて生きられるのです。

現実というのは統計どおりにいかず、一概に強い・弱いということはない。努力次第で、弱い人が強い人を凌駕《りょうが》することもある――これは、体も心も同じだと思います。

強い・弱いの比較と同じくよく言われるのが、悲観的か楽観的かです。

私はどちらかに分類すれば、悲観的な人間です。それでも、楽観的に生きることはできます。

悲観主義者の僻《ひが》みではありませんが、根拠なき楽観主義ほど困ったものはないと思います。

悲観主義とは、悪い事態について考えるということですが、実際に暮らしていくときには、その悪いものを一つ一つ避けて歩いていく努力をすればいいのです。

「努力、努力」と書いているのは、人間の伸び幅には、凄いものがあると感じているためです。

例えば、日本テレビの「24時間テレビ――愛は地球を救う」では、必ず芸能人がマラソンに挑みます。その際、体を鍛えていて、見るからに走れそうな人はあまり選ばれません。

五〇〇メートル走っただけで足がつってしまい、泣きながら「こんなの絶対無理です」と弱音を吐くような人が、最終的には四二・一九五キロを完走する。距離にしておよそ八〇倍の伸びです。その「伸び幅」が、視聴者の感動を引き起こすのです。

本を読むスピードでも、年に一冊がやっとだった人が必要に迫られて訓練すれば、二〇倍の速さになったりします。

もともと人間が持っている個体差よりも、伸び幅に着目して努力する。それが、正しい楽観的な生き方と言えるのではないでしょうか。

39——自分への期待値が高すぎる人は挫けやすい

七番目だった人が一〇番になるより、ずっと一番できた人が一〇番になるほうが、ダメージは大きくなります。

私は時折、エリートと呼ばれる若い人が気の毒に思えることがあります。

例えば、受験戦争を勝ち抜いてきてずっと一番だった人が、最高学府とされる東京大学に入っても、そこでも一番になれるわけではありません。ごく当然のことですが、ここで挫折感を味わう人もいます。

仮に東大で一番になって、超一流とされる外資系のコンサルティングファームなどに入っても、そこで一番になれるとは限りません。なぜなら、仕事においての「一番」というのは、学業よりずっと複雑であるためです。また、東京大学自体が日本では一番であっても、世界レベルで比べた場合、必ずしもトップクラスではありません。

そもそも、全員が一番になれることなどありえませんし、たった一人が一番であり続けることも普通の世の中ではないのです。

「頭がいいんだから、それくらいスグにわかれよ！」

一番でいられなくなって、ポキンと折れてしまった人を見ていると、思わずチクリと言いたくなってしまいますが、ずっと優秀できた人というのは、自分の期待値も高ければ、周りからの期待値も高いもの。そのために、混乱してしまうことが多いのでしょう。

学歴は、実績ではありません。それゆえに、新卒でたまたま一流企業に就職できたというのも、実績にはカウントしないほうがいいと私は思うのです。実《じつ》が伴っていないのに、そうした若き日のトロフィーで自分の「期待値のハードル」を上げてしまうと、その先の人生はけっこう厳しくなります。

「期待値」で勝負するとは、「自分はできる」というイメージだけにすがって、実質的に役に立つ武器をもたない戦いを強いられることです。

また、未知への挑戦であっても、最初から「自分はできる」という期待値が高い人は、ほんのちょっとしたことで傷ついたり、挫折してしまいます。

「一流の定義」について、私は何人かの人に聞いたことがあるのですが、「あることを一定のアベレージで、一〇〇〇回でも繰り返せる人」というのが結論のようです。簡単に言えば、成功の再現性ということだと思います。

この論に従うのであれば、「一流」に近づくには、若いころは小さな集団に属し、小さな成功を何度も繰り返したほうがいい、となるでしょう。

例えば新聞の世界の最高峰が、「ニューヨークタイムズ」だとします。一発屋のごとき幸運で、一流大学から「ニューヨークタイムズ」に就職する記者もいるでしょう。

しかしアメリカでは、違うルートもあります。小さな大学を出て、まず地元紙に入り、そこで小さな記事を書く。その実績をアピールして州の新聞に入り、少し給料が上がってコラム連載も持つ。それが評判になって別の新聞にスカウトされ、これを繰り返して、最終的には「ニューヨークタイムズ」の記者となる……。

このケースで生じた「自分への期待値」は、過去の実績に基づいたものなので、無闇に高くはありません。失敗まできちんとカウントした期待値なので、非常に合理的かつ現実的なものです。こうした人であれば、無理をしてポキンと折れたりしないでしょう。

就職のとき、「目標は高く」あるいは「やればできる！」といったことがよしとされます。一流企業のほうが、倒産のリスクも少ないし、給料も高いでしょう。

しかし、小さな会社で成功を重ねれば、たとえその会社が潰れても、その分野で一流になる確率は高いと思うのです。

一打席でホームランを狙うより、何度も打席に立ってヒットをコツコツ打つような働き方をすることも、心を鍛えることにつながります。

40──「やればできるけど苦手なこと」は無理してやらない

「ネクタイくらい、ちゃんと締めろ」

上司に何度注意されてても上手くネクタイを結べないので、ある朝、若き田原さんは会社のあるブロックを（中に入れなくて）一〇周近くうろうろと回り、結局はそのまま家に帰って、引きこもってしまった……。

私が若いころに聞いた、田原総一朗さんが高校卒業後、当時の日本交通公社に就職したときのエピソードです。

この話が田原さんでない別の人だったら、「なんだ、情けない」となったかもしれません。

しかし、「ネクタイを締める」という、誰でもできることができなくても、田原さんは彼にしかできない評論活動を長きにわたって続けています。今は普通にネクタイ姿ですが、仮にまだちゃんと結べなくても、特段、問題はないと思うのです。

私はサラリーマン時代、朝、会社に遅刻しないように起きることが、どうしても苦手でした。再三書いているとおり重度の睡眠障害なので、朝方まで眠れず、ついうとうとしたと思ったら寝過ごしてしまいそうになることが少なくなかったのです。劣等感の塊《かたまり》でした。皆ができていることが、自分にはできないのですから。

会社に行ってからの仕事ではなく、朝、会社に行くために起きることにエネルギーを使ってクタクタになっているのは、同僚や先輩を見渡しても、どうやら私だけでした。彼らを尊敬すると同時に、「自分はだめだ。だめなんだ」と自己嫌悪が募り、それだけで消耗します。

「いっそのこと、朝まで起きていてそのまま会社に行こう」

今思うと馬鹿げたことも試しましたが、朝六時くらいには眠くなっているので、朦朧《もうろう》とした状態で出社して、苦しくてたまらなかったのをよく覚えています。

ものを書くようになってからは、同業者や編集者から「締め切りが週三本でもきついのに、日垣さんは一〇本も抱えていて平気なんですか？」と驚かれたことがあります。

しかしこれは、みんなにはできないかもしれないけれど、自分にはできることなので、苦ではないのです。ひどく忙しくて大変に見えても、私にとっては、毎朝きちんと起きて会社に行くより、はるかにたやすいことでした。

周囲の全員ができるのに、自分だけができないというのは、ストレスを生み、コンプレックスの原因となります。

逆に、周りの人たちができないのに、自分ができるということは、普通は誇らしい「得意なこと」です。小学生時代を振り返ってみれば、「算数はダメだけれど、かけっこは一番」というような感じで、堂々と振る舞っていた子どもがたくさんいたことに気づくでしょう。

人のエネルギーには限りがあるのですから、できないことよりも、できることに集中したほうが、メリットはたくさんあります。

「なぜ自分はできないのだ？」というストレスから解放されますし、得意なことを突き詰めたほうが気分はよくなり、お金の面でのリターンも大きくなります。

仮に私が歯を食いしばって会社員を続けていたところで、仕事に注ぐべきエネルギーの半分以上が「毎朝定時に出社する」というルーティンに奪われ、たいした成果も出せなかったと思います。

気をつけたほうがいいのは、「どう考えてもできないこと」ならすぐにあきらめられますが、「みんなできるし、やろうと思えばやれること」だと、必要以上に無理をして、がんばってしまう点。

例えば、トゲつきのままでサボテンを食べる民族がいたとしても、たいていの民族はそんなものは口にできませんから、「別に、食べられなくたっていい」とあきらめることができます。

ところが、みんなが平気で食べているキュウリが食べられない人は、往々にして「無理をすればキュウリくらい平気だ」と食べようとしてしまいます。しかし、嫌いなキュウリを我慢して食べることは、その人にとってはトゲつきのサボテンを食べることと同等の苦痛だったりするのです。それに気づかずに努力を続けてがんばってしまうと、本人が思っている以上のストレスになるものです。

「みんながでていること＝普通のこと」であれば、自分もできなくてはいけない。

こんな決めつけは、そろそろ、やめにしましょう。

やろうと思えばやれるようなことだからといって、無理をしてやらなくてもいいのです。仮にそんなことでがんばっても、せいぜい一〇〇人中四〇番になれるくらいでしょう。

それなら、好きで楽しいこと、自分だけにできることにフォーカスしたほうが、よほど人生は楽しくなります。

41——「人に任せられること」は自分で思っているより多い

人に「任せる」とは、一大事業です。

これまで自分がやっていた仕事を、部下に任せることができない新米管理職。下請け業者に作業させても、自分が手直ししないと気がすまない担当者。嫁に料理をさせても、最後に味付けをやり直さずにはいられない姑。

これらの人たちは、責任感が強く、心配性です。同時に、自分以外の人の能力を、まったく信用していない人とも言えます。

したがって、いつまでたってもやるべきことは減らず、懸案は増え、忙しさとストレスが膨らんでいく……ということになります。

果たして部下、下請け業者、嫁といった「他者」は全員、その人以下のパフォーマンスしかできない無能力者なのでしょうか？　おそらく答えは否だと思います。

「自分がやっても人がやっても、大して結果は変わらない」

ある部分ではそれを認めて、思いきりよく手放す訓練をする。これも心を鍛えることだと思います。難しいことだからこそ、一大事業と述べましたが、いったんできるようになると、本当に自分がやるべきことだけに集中できるようになります。

私は仕事場においては、雑用すべてを自分でまかなってきました。資料の整理はもちろんのこと、掃除や料理も、負担に感じながらというより、むしろ楽しんでやってきたのです。

ところが、落ち込む状態が続いて仕事場がカオスになってしまったとき、「きれい好きで整頓が得意と思い込んでいたけれど、実は苦手だったな」と気がつきました。振り返れば子どものころ、私の部屋はいつも雑然としていました。「整頓が得意」というのは、どうやら大量の資料と格闘するという仕事上の必要性から、そうせざるをえなかった仕組みだったのですね。

ウツに関する大量の本を読むことはできたので、それは得意なことだったのでしょう。しかし、整頓や料理はそうではありませんでした。「苦手なことまで全部自分一人で抱え込んだら、健康な人でも、いずれ必ず破綻する」ことに私は思い至りました。

思いきって手放し、人にやってもらうことを学ぶべき時期だ、と悟ったということです。

手始めに、段ボール三箱くらい溜まってしまった資料を、子どもに頼んで片付けてもらうことにしました。聖域とまでは言いませんが、これまでの私だったら、決してさわらせなかったところです。

私は子どもにこう宣言しました。

「おまえの判断で、お父さんにとっても、世の中にとってもすごく大切だと思うものを、五パーセントだけ残して、あとは全部捨ててくれ。おまえにすべて任せる。何があっても絶対に怒らないから」

辰巳渚さんの『捨てる！技術』（宝島社新書）には全部捨てろとありますが、それはいささかためらわれたのと、五〇パーセントではあまり意味がないと考えての五パーセントです。「捨てる前に俺に見せろ」とは、絶対に口にすまいと自分を戒めました。チェックしたのでは、意味がないのです。

結局、三箱あった段ボールは、小さなお菓子の箱くらいになりました。開けてみると「おっ、これを捨てられたら本当に困った」と思うようなものは、ちゃんと残っていました。まったく関係のない業界の人間、高校生でも、ある程度はわかるのかなあと思いました。

気がついていないだけで、捨てられてしまった大事なものもあったかもしれませんが、気がつかなかったのだから、もう、それでいいのです。

掃除にかぎらず、手放して任せてみると、自分の癖もわかります。これまで固執していたやり方が、単なる自己満足だったと知ったり、ちょっとした欠点も見えてきます。

苦手なことまでがんばってこなすほど、人生は長くはありません。これからもどんどん、手放したいと思います。

42―失業もウツも「最悪の事態」を経験できる貴重な機会

本当に最悪の事態を経験しておくと、あとがラクです。

物書きになったころの私の仕事場は最初、家賃三万円のアパートでした。まるでトキワ荘のようなオンボロの安普請《やすぶしん》で、歩くと建物自体がミシミシ揺れたものです。そういうところで、三三、四歳まで仕事をしていたことは、今では私の拠りどころのようになっている面があります。仮に今の住まいや仕事場を出て、長い旅暮らしを続けても「本さえ処分すれば、ボストンバッグ一つで何年でも暮らしていられるな」と思っています。

「あれ以上ひどいことはない」という最悪な経験があれば、人は自然と鍛えられます。

戦争がいいことだと言うつもりはありませんが、例えば、古今東西のさまざまな文学は戦争をモチーフにしています。戦争という最悪の事態を超えるために生まれたのが文学かもしれません。

最悪の事態を経験するとは、第18項で述べたとおり「どん底」を知るということでもあります。

根拠のない不安は始末におえませんが、最悪を知っておけば「ああ、底に落ちるといってもあの程度か」という目安になり、不安が野放図に膨らむことはありません。

最悪を経験するもう一つのメリットは、考える時間が生まれることです。

失業して家にいたら、時間はたくさん生まれます。

病気で入院しても、時間はたくさん生まれます。

ウツになって何もできなくなっても、時間はたくさん生まれます。

忙しく働きながら、想像として「失業したらどうなるんだろう？」あるいは「自分に本当に向いていることはなんだろう？」などと考えても、とことん突き詰められないものです。

しかし、本当の失意の底に落ちて、無限と思える時間があれば、あらゆることが深く考えられるはずです。

もしあなたが今、喪失感や落ち込みの真っ只中にいたら、それは「最悪」を経験するという貴重なときであり、人生のなかでまとめて与えられた「考えるための時間」かもしれません。

そこから何を生み出すか、生み出さないかは、「最悪の時期」の過ごし方で決まるような気もします。

43――映画に誘える異性、自分と発想が異なる同性の友人をもつ

四〇歳を超えて、人生のUターンを知ると、「何事にも限りがある」という事実に思い至ります。

そのとき、残りの人生をできるかぎり多くの人と知り合いたいとは、私は思いません。

三〇人くらいはありかな、と考えますが、三〇〇人ときちんと向き合うというのは、時間的にも体力的にも、まずない気がします。

二〇代であれば、何も考えずにいろいろな人と出会うべく突き進んでいってもいいと思います。しかし、人生の折り返し地点が見えてきたなら、少しブレーキをかけてみるのが自然ではないでしょうか。

親しい人がたった一人だけというのもリスキーですから(笑)、数人の親しい人と付き合っていければいいなと思っています。一万人とすれ違うより、五人と豊かに交流したいものです。

こういった境地になると、人間関係のストレスはずいぶん減ります。みんなとうまくいかなくてもかまわない、無理に合わせなくてもいいと、少しずつ思えてくるからかもしれません。

数人に厳選するとなると、パートナーや家族、そして友人ということになるでしょう。家族や人生のパートナーなど、「無条件に受け入れてくれる相手」は財産です。しかし、どんなに親しい相手であっても、一定の距離感を保ったほうがいいというのが、私の考えです。

これについては人それぞれ意見が異なると思いますが、私はことさら距離を縮めようとは思いません。人と人が「引き合う」のは、距離があるからこそです。密着していては、引き合うすきもありません。単身赴任中はすごく仲が良い夫婦を見ていると、ますますそんな気がします。

友人については、異性の友達であれ、仕事関係の友達であれ、あまり同じ方向を向いていない人がいいでしょう。目指すものがぴたりと合致していれば、話が合いそうに思えますが、優越感や劣等感が生じる危険もあります。

その点、方向性が違う人なら冷静な目で「そこは違うんじゃないの?」「なぜ、そんなことにこだわっているの?」などと指摘してもらうこともできます。

とくに男性の場合、女性からの指摘のほうがカチンとくることなく受け入れられるので、女友達は意識的につくり、相談相手として確保するといいでしょう。

目安としては、三カ月にいっぺん、映画に行けるような間柄。男性同士で誘い合わせて映画に行くのは意外にハードルが高いのですが、カップルなら違和感がありません。もちろん、映画を見たらお茶を飲んで楽しく話して別れる、この程度の付き合いがお互いに負担もなくて、楽しみが長く続くと思います。

同性の友人については、「面白いなあ」と感じる人との出会いが、私にとってはうれしいものです。

あるとき仲間が集まって目の手術の話をしていたときのこと。一人が「悪いところを直すついでに、視力を三倍くらいにしてくれるといいよな」と言い出し、私はなんと面白い男だろうと、感心してしまいました。自分の発想とまったく違う人と付き合う楽しみは、そんなところにあります。

数は少なくてもこうした人たちとの豊かな交流を通して、心も豊かにしたいものです。

男性でも女性でも、自分で確かめて付き合うことが基本です。

「そんな当たり前のことを……」と感じるかもしれませんが、風評に踊らされて、わからなくなることも案外、多いようです。

「あの人は嫌われ者だ」という人でも、自分の目でじっくり見れば、違っていることはままあります。

44——退屈にも多忙にも翻弄されない自分のペースをもって生きる

マサイ族の村に旅したとき、マサイの男性と結婚した日本人女性に会いました。

一夫多妻制の第二夫人として迎えられた彼女への結納金は、「牛四頭」。普通のマサイ女性なら、七、八頭だそうで、それを聞いた私は失礼な話だと思いましたが、どうやら労働力としての評価のようです。マサイの女性であれば、水を汲んで何キロも歩いたり、牛糞《ぎゅうふん》と土をこねて家を作ったりできますが、いかに元気がよくても日本人女性にそれはなかなかできません。

彼女は村から離れて、外に大きな家を作り、一人で暮らしていました。

労働者としての評価が低いためなのか、夫が冷たいのか、コミュニティに溶け込めないのか――私はあれこれ推測していたのですが、マサイでは夫婦別居が基本で、複数の妻がそれぞれ家を所有し、夫は妻たちの家に交互に通って滞在するのだそうです。

マサイの生活は実にシンプルです。

食事の中心は牛乳か、そこに牛の血をブレンドしたピンクの飲み物。牛の血管をちょっと傷つけて血を採取し、乳を搾って混ぜるだけですから、調理の手間はさほどいりません。

男の仕事は基本的に家畜の世話と村の寄り合いです。娯楽もなく、性的にも淡白だといいますから（検証はしていませんが）、ありとあらゆる刺激や遊びを知っている日本人にとってはかなり退屈で耐えがたい生活だと思います。マサイの男性と結婚した彼女が夫に出した結婚の条件が、それまでしていた添乗員の仕事を続けさせてもらうことだったのも、心情としてよくわかります。

ところでマサイ族は、飽きない代わりに実に執念深い部族です。彼らは、家畜としているヤギや牛を食われた恨みを温め続け、あたり何百キロに生息する雄ライオンを、何年もかけて殺し続けたりするのです。その証拠に、マサイ族の住居の周辺には雌ライオンしかいないエリアもあります。子どもが生まれませんから、いずれその地域のライオンは滅びてしまうでしょう。

人間は、あまりに暇ですることがないと、恨みのような鬱屈《うっくつ》した感情を長年引きずるということなのでしょう。

だからといって、毎日が刺激に満ち溢れて忙しいなら、心晴れやかに生きられるというものでもありません。

近代社会の恩恵に水浸しとなった私たちにとって、日々の忙しさによるストレスをどうしのいでいくかは、非常に大きな問題です。

椎名誠さんが、旅先のモンゴルで、一人早起きをして原稿を書いている、とエッセイで書いていたことがあります。椎名さんというと、仲間たちといつも楽しく旅をしているという印象がありますが、舞台裏は大変なのですよね。

私も経験があるのですが、締め切りを抱えて旅行をし、仲間が起きださないうちから原稿を書くというのは、かなりしんどいものです。睡眠時間は短くなるし、「何でこんなところまで来て仕事をしているのか？」と腹立たしくもなってきます。

椎名さんは、それをエッセイに書いてしまうことで、バカなことをしている自分を笑いとばし、しんどさを昇華させていたのではないでしょうか。「何だか極端な人だけれど、面白いな」と思ってくれる読者がいることは、忙しさのストレスを忘れさせてくれるのだとも思います。

それでも忙しさに流され、疲れてしまうときもあるでしょう。

そこで登場するのが、私の場合は「ほぼ日《にち》手帳」です。愛用者も多いこの手帳は、記入欄も豊富です。未来の予定を手帳に書く人と、あとから過去を振り返るために出来事を記入する人がいると思いますが、私はほぼ日手帳を後者のために使っています。

今日起きたことや、多忙な日々での振り返りを綴っていくと、自己分析に役立ちます。愚痴めくこともありますが、過去を記すことによって、どこまでが自分の責任で、どこまでが関係ないことかもはっきり見えてきます。多忙さに振り回され、流されてしまうことへの大事な防波堤です。

45――「いずれ関係が破綻しそうな人」は早めに見限っておく

喧嘩、いさかい、行き違い、トラブル。人間関係がこじれることはよくありますし、とくに事件もないのに、どうも相性が良くない人もいます。私の場合、この手の問題には、ある方法を用いて対処しています。

やり方はごく簡単で、マッピングして、マトリックスをつくるというもの。

縦軸は「良い関係⇕悪い関係」、横軸は「長い付き合い⇕短い付き合い」とします。こうすると、四つのゾーンができます。

ゾーン一は、良い関係が長く続く付き合い。

ゾーン二は、悪い関係が長く続く付き合い。

ゾーン三は、良い関係での短い付き合い。

ゾーン四は、悪い関係での短い付き合い。

おそらくほとんどの人にとって最良なのは、ゾーン一の「良い関係が長く続く付き合い」でしょう。しかし、付き合いが長く続くかどうかはわかりません。また、その付き合いが良い関係になるかどうかが、出会ったとたんに見極められるとは限りません。

だからこそ、多くの人が「運命の人だ」と思って結婚した相手と離婚しますし、「生涯の付き合いだ」と思ったビジネスパートナーと袂《たもと》を分かつのです。

そこでさらに、「この人との付き合いが良い関係になるか悪い関係になるかが、早くわかるのがいいか？　遅くなってからわかるのがいいか？」と考えてみます。

「運命に身を任せて一〇年付き合ったあとに、だんだんわかってくるのが自然でいい」という、優雅な方もいらっしゃると思います。

しかし私は、「いい人だと思って付き合ったのに、一〇年たって全然そうじゃないことがわかった」としたら、その一〇年は無駄だったと後悔すると思うのです。それよりは付き合ってまだ日が浅いときに素直に言い合うことを厭《いと》わないほうが「イヤイヤ悪い関係を長く続ける」事態を早めに回避できて善なることとすら考えています。それを見極めるために、付き合いはじめの段階で、敢えて地雷を仕掛けてみることもアリだと思います。

こうして言葉にすると、合理的というか、ひどい人間ですね（笑）。しかし、私が述べたいのは、関係性の維持だけにとらわれて、縁がない人や相性が悪い人と、限られた人生の中で無理をして付き合わなくてもいいのではないかという、当たり前のことです。

誰かとトラブルが起きたら、「相性が悪い人をチェックするリトマス試験紙」が反応したと思って、きっぱり関係を客観視してみる。これも人間関係形成と維持のコツです。私が地雷を仕掛けるのも、「最初に簡単に壊れるような悪い関係なら、早いうちに清算してしまいましょう」という、一つの人生哲学でもあるのです。

イメージしてみてください。あなたの死に際に、「もっとたくさん話をしたかった」「あのときはごめんなさい」と言わずにはおれない人たちこそ、まさにいま大切にすべきだと思いませんか。

46――迷ったら縦軸・横軸の四分割で考えるとうまくいく

マッピングは事実を客観視し、冷静になる便利なツールです。

怒鳴りつけられた、批判された、喧嘩を売られた。

こういった「感情的なダメージ」を受けたときや、先行きが心配で、不安なとき。いずれの場合も、私は論理的に分析するために、この手法を用いています。

子どものころに教会に通っていた名残で、私は飛行機に乗るたびに祈ってしまう癖がありました。

「どうか、落ちませんように」

ほかの人はお祈りなどしていないとわかっていても、「これまではお祈りをしていて、落ちなかった」という事実があるため、どうしても祈らずにはいられなかったのです。

ところが、あるとき思い立ってマッピングをしてみました。

縦軸は「祈る⇕祈らない」、横軸は「落ちる⇕落ちない」とします。

すると、ゾーン一は、「祈って落ちない」。

ゾーン二は「祈らなくて落ちない」。

ゾーン三は「祈って落ちる」。

ゾーン四は「祈らなくて落ちる」。

マッピングしてみたことで、まず、パターンはこの四つしかないことがわかります。そして、祈ることと落ちることはそれぞれ独立変数であること、祈ろうが祈るまいが落ちる確率は同じだということに気がつき、笑ってしまいました。

それ以来、私は飛行機に乗っても祈らなくなりました。

「たかがそんなこと、別にマッピングしなくてもわかる」という人も少なくないでしょう。しかし、日々の中には、飛行機が落ちるかどうかの不安よりも、もっと差し迫った不安が満ち溢れています。感情的になって、簡単にわかるはずのことを思わず見失ってしまう場合もたくさんあります。

とくに、深い悩みや倦怠感にとらわれているとき、衝撃を受けたときは「ごく当たり前のこと」ができなくなり、事態を悪化させるのです。

だからこそ、このマッピング方法を覚えておくと、イザというとき、心強い味方になってくれると思います。

47―「どうすればいいですか？」は失敗をカバーする魔法の言葉

日常的な失敗は、ウツの引き金にもなれば、ウツを防ぐトレーニングにもなります。

上司に「二時に会議室を取っておいて」と言われていたのに、何かの手違いで取れていなかった……。こういったケースは、よくあることです。

最悪なのは、部屋が確保できなかった言い訳をすること。

「私はちゃんと、庶務に届出を出しました」とか「今、会議室を使用している営業部は、一時半まで使用予定なのに勝手に延長しているんです」という具合です。

これらは本当のことかもしれませんが、「二時に会議室が取れていないという事実」を覆《くつがえ》せるものではありません。そうであれば、すべての言葉は言い訳になり、上司との関係性を悪化させるだけです。

だからと言って「すみません……」と呟《つぶや》いたまま、うつむいて沈黙していても、いたずらに時間が過ぎていきます。関係が悪化し、問題が解決しないだけでなく、自分の気持ちも鬱屈してしまうのですから、くれぐれも避けたいパターンです。

おそらく「あらゆる手を尽くして失敗しない」というのが、何事においてもベストなのでしょう。

しかし、そんなことができないから苦労するわけで、普通は失敗します。

失敗してしまったときのベストは、言い訳でも謝罪でもなく「どうしたらいいですか?」と、素早く尋ねることです。

尋ねられたら「会議室が取れていないという事実」は、上司と失敗した人が共有する課題になります。多少は怒られるでしょうが、立ち位置が同じになれば、同じ方向——前向きな解決——を目指して、役割分担をすることもできます。

「俺は今、会議室を使っている営業部に交渉するから、おまえは別のフロアの会議室が開いていないか見て来い」という具合に、指示を出してもらうことも可能です。

言い訳によって自分が悪くないことを証明するとは、相手と逆のベクトルに立ち、相手の怒りを正面から受け止めてしまうということです。

いかにあなたの言い訳に分《ぶ》がある場合であっても、日常的な出来事でいちいち、失敗という事実と相手の怒りの両方を引き受けていたら、ムダに疲れてしまうのではないでしょうか。

「すみません」と頭を下げて、「どうすればいいですか?」と尋ねる。

これは心地よく日常生活を送るための、魔法の言葉だとすら私は思います。

48――嫉妬は「自分への他者評価」を上げるバネになる

絶対にかなわないと思っている人に対して、人は嫉妬しません。

また、「そんなものは、頼まれても欲しくない」と思っているものが手に入らなくても、人は嫉妬しません。

「本来なら自分がこの人の位置にいるはずなのに、そうなっていない」

「自分が欲しくてたまらないのに手に入れられないものを、この人はもっている」

このジレンマが嫉妬を生む原因です。

例えば、本当なら自分が課長になれるはずなのに、後輩がなってしまったというとき、嫉妬が芽生えます。自分が好きで付き合いたかった女性が、別の男の恋人になったら、嫉妬心は燃え上がります。

嫉妬は、「自己評価＝自分にもできるという思い」と「他者評価＝そうなっていない事実」の齟齬《そご》によって生じるものとも言えます。

嫉妬を憎しみに転化させてしまうと、「あいつが悪い。自分が手に入れるはずのものを、たいした力もないくせに運だけで横取りしやがって」という負のスパイラルに陥り、相手を自分の妄想の中で引きずり下ろそうとします。しかし、いくら「あいつは要領がいいだけだ」と心の中で罵倒したところで、事実まで変えることはできませんから、苦しみは続きます。

解決策は、自己評価と他者評価を一致させることです。

そしてその方法は、「自己評価を下げる」か、「他者評価を上げる」かの二つに一つです。

自己評価を下げるとは、「あいつに嫉妬するなんて、俺はうぬぼれていた。課長になる能力はないくせに」あるいは「あきらめよう。俺が女でも、恋人にはあいつを選ぶ」といった考え方です。うまくいけば謙虚で正当な自己評価となりますが、嫉妬心に駆られるくらいの人が、この心境に至るのは至難の業です。針が極端に振れて、自己卑下、自己否定までいってしまうと、落ち込み、拭いがたい無力感の原因になってしまいます。

他者評価を上げるとは「そうだ、課長にふさわしいのは君だ」あるいは「あなたと付き合いたい」と、相手からも思ってもらえるような自分になるということです。こちらも難しいのは確かですが、嫉妬をバネにして成長するチャンスとも言えます。

人格者でもないかぎり、誰にも嫉妬心はあります。その解決のためにどうエネルギーを使うかは、心を鍛えるテクニックというより、生き方の問題と言えるかもしれません。

49―九九パーセント無理でも最後の一パーセントに賭ける潔さをもつ

第19項で、喪失体験から回復する方法は、「忘れる」「取り戻す」「埋め合わせる」の三つに尽きると述べました。

一番目の「忘れる」とは、解決を時間の経過に委ねるということです。

失恋は、誰もが一度や二度は経験し、周囲からも「そんなことでいつまでもクヨクヨするな」と軽くあしらわれがちな喪失体験です。そのような、ありふれた体験ではあっても、私の見るかぎり、次の恋が始まらず、純粋に「忘れる」ことによって立ち直るには、二年や三年はざらにかかります。これは本人にとっては、かなりしんどいことです。

恋愛問題であれば、「埋め合わせる」、すなわち新しい恋人を見つけるのが、もっとも手っ取り早い立ち直り方法でしょう。

しかしながら、犯罪で愛する家族を奪われた場合には、「埋め合わせ」が効きません。「取り戻す」ことも不可能です。「忘れる」しかないとしても、それには一〇年、二〇年、果てしなく長い時間がかかります。

そのとき、人は、奪った相手に「なぜ自分だけがこんなに苦しまなくてはいけないのか」「自分と一緒の痛みを味わってほしい」という感情を抱きます。

復讐しても、失ったものは戻ってきません。夜中に一人、藁《わら》人形に五寸釘を打ち付けても、その毒は自分に回ってくるだけです。それがわかっていても、人は他人の不幸を願ってしまいます。それはきわめて人間的な感情だと思います。「他人の不幸を願う」感情を、私は有益なものだとは思いませんが、否定はしません。死刑制度が存続する意義も、本質的にはそこにあります。

二番目の「取り戻す」は、ほとんどの場合、実現不可能です。ただ、例えば、自分から離れていった恋人の心をもう一度自分に向かせることが、一〇〇パーセント不可能ではないことがあります。

そのようなときに、一パーセントに賭けてしまうのも、人間です。一パーセントとは、一〇〇のうち九九は失敗するということ。費やしたエネルギーが九九パーセント無駄になるかもしれないということです。当然、心身はボロボロになります。

それでも望みがゼロでない以上、九九パーセントはだめだという結果を最初から受け入れたうえで挑む。そのような潔さが、ときに人間を大きく成長させるのではないかとも思うのです。

50―落ち込んだら、まず出口をイメージするのが回復の第一歩

「仕事は完成形をイメージしてすべきだ」

これは仕事で成果を上げるための基本です。

自分で体験してわかったのですが、どうやら、喪失感や落ち込みについても同じことが言えるようです。

落ち込んだら落ち込みの出口を意識することが、回復への道であり、ウツを悪化させないように心を鍛える方法でもあります。

失恋で息もできないくらい、悶々としているとしても、最終的に落ち込みの出口にたどり着いたら、「なんだ、たかがあんな女のことでウジウジしていたのか」と悟るのです。

仕事がうまくいかなくて、途方に暮れていても、最終的に落ち込みの出口にたどり着いたら、「悲劇の主人公みたいに悩みまくっていたけれど、私の悩みなんてごくありふれた、普通のことなんだな」と悟るのです。

つまり、悩みの「たかがさ加減」を知るのが、落ち込みの出口ということ。

特別でもなく、世界唯一の悲劇でもなく、口の悪い人に言わせたらギャグになってしまうような、ごくありふれた、くだらないことだと笑い飛ばせるようになること。

これは簡単なようでいて、けっこう難しいものです。

なぜなら、誰かがウツに陥っていれば、周りは腫れ物にさわるような扱いをします。当人も「自分の苦しみは、誰よりも深刻なものだ」と思い詰めてしまいますから、笑い飛ばすのはたいそう難しくなるのです。

しかし、出口が見つかれば、道に迷わなくてすみます。もしかしたら「たかが……」などという出口はイヤだ、ずっと悩んでいたいと無意識に感じている人もいるのかもしれませんが、ここを着地点にしないことには、感情的落ち込みからの脱出は不可能です。

お金の問題で自殺する人の多くは、数百万円以下の借金が理由になっているのが実際です。ときには数十万のお金が足りなくて、命を絶ってしまう人もいます。

事情を知った人々は「たかが数十万と命を引き換えにしなくても」と言うでしょう。しかし、自殺した人は「たかが数十万」という出口を見つけられなかったのだと思います。

迷路の中でプライドや恥ずかしさに囚われ、「数十万円を貸してください」と請うこともできずに、行き詰まってしまった悲しい結末です。

悩んでいる最中の彼らが、「たかが借金！　小さい小さい！」と心の底から思えたら、何らかの解決策は必ず浮かんでくると思います。

自分の悩みを笑い飛ばせるようになれたら、あるいは「自分に課せられた人生の宿題だった」と思えるようになれたら、まさにそこが困難を抜け出す着地点なのです。

第五章　大人たちよ、映画を観てもっと泣こう

――泣ける映画ベスト30選

なぜ「泣ける映画ベスト30選」か

これまで私は趣味で映画を観てきたため、映画については売文しないと決めていたのですが、そういうあまり意味のない線引きは止《や》めます。

私はまったくもって映画評論家的でなく、俗っぽく笑えて泣ける映画やドラマが好きです。もし「お薦め映画ベスト10」とかをやると、そのあたりが露骨に出てしまうように思えて、映画評からは逃げてきました。そんな見栄はもう不要でしょうね。

ただ、ここでやろうと思っているのは「映画ベスト30」ではありません。あくまで「泣ける映画」です。受賞歴、映画評論家たちの評価、興行成績、スケールの大きさ、監督や主演における位置づけ、などは原則として無視します。

三〇本に入る条件は、かつて一度や二度、観たことがあっても、現時点でもう一度観て「泣けた」ことと、私の自宅そばにあるTSUTAYA（ツタヤ）で簡単に借りられるものであるかどうか、だけです。

悲しくて泣く、というのは無しにしたいと思います。心が弱っている人も、疲れて帰ってきた人も、感動のために泣いてしまい、ストレスがどこかに飛んでいってしまった、というような体験が共有できればいいなあ、という願いから紹介を始めたいと思います。

実際、一カ月あまりのウツ体験時にも、毎日のようにＤＶＤで映画を観て泣いたら、がんがん良くなりました（完全にウツ扱いしておきながら短期間で抜け出すと「あいつはウツではなかった」と言い出す医者がいますが、どうぞお大事に）。

「泣ける」という視点に絞って映画を観続けたのは、生まれて初めてのことでした。

これだけで良くなったわけではもちろんありませんが、良いと思われることを数十個も組み合わせていけば必ずトンネルから抜け出せます（この発想は、健全な企業経営をしていく場合にも同様だと思います）。

元気な人も、共感してホロリとすることは、もっともっとあっていいのではないでしょうか。

私が以下でお薦めするＤＶＤ（またはビデオ）を一、二度借りてきて、もし泣けなかった人は、無視してください。共感あるいは感動できて泣けた方は、私の涙を信じて今後ともご覧になる参考にしてみてください。

では、まいりましょう。

❖「シンデレラマン」

裕福な暮らしをしていたボクサーが、右の拳《こぶし》を故障し、ライセンスも奪われ、折からの大恐慌（一九二九年）で株投資にも失敗して、子どもたちの食事にも事欠く日々を送っています。日雇いの仕事も、なかなか得られません。

背に腹はかえられず、彼はついに意を決して、華やかな世界に今も住む知人たちを訪ね、真冬に止められた電気の代金を求めて物乞いをします。

この瞬間から、彼は再び夢をつかみにいきます。

そこからの、かつてのマネージャーも、かなりいい感じなのですよ。

主人公は、実在した人物です。中年になった彼が背負っているのは、嫉妬や、名誉や、国家ではありません。家族と夢と友情です。

レンタルが容易になっただけではなく、買いたい人にも良い時代になりました。一五〇〇円ですよ、これがたったの。アマゾンで買えば送料もかかりません。

本章の執筆にあたり、メルマガで、読者の皆様に「泣ける映画」の体験的情報提供をお願いしたところ、たくさんメールをいただき、幸せな日々でした。

どれだけたくさんの映画を観ても、個人ではまったくもって限りがあります。しかし、大勢の叡智《えいち》と体験をお借りすれば、「濃密な分母」が誕生します。この集団力は、凄いことだと思いませんか。

それをまた皆様にお返しできたら、とても幸いです。

❖「遠い空の向こうに」と「フラガール」

メルマガで「泣ける映画」を募集したところ、「遠い空の向こうに」（原題はOctober Sky）は最も推薦票が多かった映画の一つでした。

なぜ、こんなに泣ける映画を観ていなかったのか悔やまれるものの、この機会に恵まれたことに感謝するほうが先です。

本当に、ありがとうございます。

一四歳で観ていたら私の人生も変わっていたかもしれない、とも思えました。

ソ連が人工衛星スプートニクの打ち上げに成功したのは一九五七年一〇月四日。アメリカの炭鉱町で、空を見上げる少年がいます。

炭鉱の町で生まれた男の子は、フットボール選手として奨学金をもらって大学に進学するくらいしか「外に出る」道はありません。

ロケットを自分の手で作って打ち上げたい。そう願った少年の夢と友情の物語です。よく観ているると、四人の仲間の一人に対して、学校ぐるみのすさまじいいじめが起きていたこともわかるのですが、それはまったく本題ではありません。でも、そのあたりも「感じて」ください。

「遠い空の向こうに」と同じ時期に観た「フラガール」も泣けました。

「フラガール」は昭和四〇年代の福島の炭鉱が舞台です。

炭鉱だけでは食べていけない。親の世代は、その炭鉱に深い思い入れと誇りがあり、若い世代に「現実」を教えこもうとする――。その葛藤と和解の物語でもあります。

その構造は、「遠い空の向こうに」と同じです。

そもそもこの構造は、「出奔《しゅっぽん》」という近代文学最大のテーマでもあるのですが、そのことはまた別の機会に。

いずれも、実話に基づく映画です。

「遠い空の向こうに」は、身近で推薦した人全員が泣いたと言っていました。

改めて、たくさんの投稿（推薦）に心から感謝します。

❖「セント・オブ・ウーマン」

ダンスを地味に習いたいとは思わなくても、華やかな場所で突然指名されて、いったんは笑顔で小さく辞退しつつも相手から「ぜひ」と言われて中央にいざなわれ、生演奏にのせて華麗に踊る――。

というのが私の妄想シナリオの一つです。

先日立ち寄った喫茶店の壁に「募集」のポスターがあり、近くでダンス教室の生徒を募っていました。そこには「男性大歓迎　女性可」とあり、つい電話番号をメモしてしまいましたが、私が妄想している光景とは著しく異なるようにも思われ、まだ電話をかけていません。

「セント・オブ・ウーマン」の半ばで、たまたまラウンジに居合わせた若い女性と、主人公である盲目の誇り高き退役軍人（アル・パチーノ）が、ダンスするシーンがあります。この場面を見たら、女性だって「こんなふうに踊れたらいいなあ」と思うでしょう。

この「若い美女と踊る」場面は、公開時のポスターにもなっているわけですが、これはあくまで象徴的なシーンではあっても、この映画の筋に不可欠な場面というわけではありません。でも、間違いなくハイライトの一つです。この映画には、そういう見せ場がたくさんあります。

「セント」は「香り」です。「セント・オブ・ウーマン」は「女性の香り」。盲目のアル・パチーノが香水を頼りにナンパするわけですね。邦画のサブタイトルは「夢の香り」。私としては、メインタイトルとして日本語版の「夢の香り」のほうが良かったと思います。

まあ、そんなことは瑣末《さまつ》な問題です。

この映画は、失明の苦渋と、世代を超えた男同士の友情と、フェアネスについての物語です。最初の印象が悪い人ほど、ある時点を超えたら付き合いやすい、という人生訓もワタクシ的には見ごたえがありました。

映画のジャンルとしては「旅モノ」と「友情モノ」と「葛藤モノ」の三つにかぶる贅沢な映画です。「旅」の良さは、時間を限定することで、また「友情」は登場人物を絞ることにより、さらに「葛藤」は、象徴的シーンを豊富に織り込むことで成立します。

映画の終盤には、アメリカ映画ならではの「演説シーン」が用意されています。全土を熱狂させる大統領選挙のある国でないと、こうした演説シーンは成り立ちがたいのかもしれません。中国や日本や北朝鮮やペルーでは無理（独裁者をイメージさせてしまう）という意味です。

お楽しみください。

❖「男たちの大和　YAMATO」

防衛庁の防衛省昇格法案が衆議院を通過する日に、あえて観た作品です。

いつの世になっても戦争好きの男たちは、真性の阿呆だと思いませんか。

六一年前のあの戦争は、繰り返すべき失敗だったのか、二度と繰り返してはいけない失敗だったのか。

あの映画を観てまた戦争をしたいと思う男とは、友達になれないだろうと私は思います。

「男たちの大和」の「男」には、それなりの意味があるのですよ。

映画のなかで男である上官は部下に、こう言います。

「大和は沈まん！　わかったか！」

「はい！」

対照的に、母は息子にこう叫びます。

「死んだらあかん」

戦争が終わってから、戦友の母に、若き元軍人はこう言いました。

「ごめんなさい。僕だけが生きて帰ってしもうて。ごめんなさい」

亡くなった戦友の母は、こう言います。

「死んだらいけんよ、死んだらいけんのよ」

「男たちの大和」を観て、泣いていいと思います。

そこには「内なる北朝鮮」があります。日本人が北朝鮮を嫌悪する感情（強いて言いますが近親憎悪）は、多くのアメリカ人が日本と中国と韓国・北朝鮮を区別できない感情（サル扱い）とは別のものです。

仲代達矢は劇中、あの戦争を振り返って、こう言います。

「わしらは六〇年前、たしかに命をかけて戦った。じゃけど、家族も仲間も誰一人守れなかった。何一つ守れなかった」

しかし、あの戦争は始まり、負けてしまったのでした。それは事実です。消し去れるものではありません。私の父の弟も兄も若くして戦死しています。兄弟を戦争で喪《うしな》った父も、あの戦争を抜きにはその人生を語れません。

一見たとえ徒死《むだじに》と見えても、彼ら彼女らが現在の日本の礎《いしずえ》になったことは間違いない、と思います。

あの戦争も、大和の最後も、実に愚かしいことでしたが、途中では引き返せなかったのでしよう。わかっていても、突撃せざるをえなかったところに、悲哀があります。

同じことを繰り返そうとする者たちを、私は愛国者だとは思いません。

中村獅童の演技だけは過剰でクサい感じもややや漂いますが、美しく清らかな竹内結子が目覚めて彼と実生活で別れたことを幸いとして、許してあげます。

反町隆史は、名優になりました。

❖「サトラレ」と「天国までの百マイル」

「週刊エコノミスト」に連載している「敵闘言」で、次のように書いたことがありました。

《サトラレ対策委員会という国家プロジェクトがある。日本に一〇人ほどいるサトラレは、心の中で想起した言葉が周囲の全員に伝わってしまう。その特殊な能力を、本人に絶対気づかせてはならない、という使命を帯びてサトラレの周囲に配置されている。

誤解を与えてしまったかもしれません。映画（レンタル中）とドラマ（テレビ朝日系、木曜夜九時）の話です。いずれも、虚心坦懐に笑い、かつ泣けると思う。

若手外科医である主人公「サトラレ7号」は、映画では鈴木京香に、ドラマでは鶴田真由に恋をする。純真な恋心も、リアルタイムで病院中にバレバレなのである。別のサトラレと結婚している女性は、「彼が心から私のことを愛してくれていることがわかって、私は世界一の幸せ者です」と言う。

邪悪な心に満ち満ちている俺だったら、どうなるだろう。例えば道行く人やパートナーに……。絶対にアウトである。同衾《どうきん》中にさえ、男はいろいろ考えるものなあ。恐ろしいことだ。

（後略）》（「週刊エコノミスト」二〇〇二年八月二七日号）

ドラマと違って映画では、サトラレは合計七人、国家プロジェクト名は「特能保全委員会」です。サトラレは全員IQが一八〇以上ある天才であるため、その才能を保全する、という法律ができているわけですね。

完成度からしますと、ドラマのほうがよくできていると思います。

唐突ながら、私が想定する「完璧な顔」はこの映画にも登場する（サトラレ7号が最初に恋をする研修医）内山理名さんなのですが、このたび再度DVDを観ましたら、演技がまだ下手な時代のものでした。が、そこは大目に見てやってください。

脱線ついでに「完璧な顔」をほかにも挙げますならば、元NHKアナウンサーで現在TBS「ニュース23」キャスターの膳場貴子さん。これは好みとかではなく、客観的に、どこからどう見ても「日本を代表する完璧な美人」だと考えておりましたら、それはいささか思い込みだったようで、友人知人たちから「お前の好みはタヌキ顔だ」と笑われました。そのような次第で、中学時代には森昌子が美人だと思っていた、などとは言い出せなくなりました。

話を戻します。

「サトラレ」の状況設定は、いかにもトリッキーではありますが、娯楽映画にはもってこいです。いろいろ考えてしまったり、泣けてきてしまったりします。

鈴木京香（特能保全委員会から派遣された精神科医。次第にサトラレに共感してゆく）が、寺尾聰（サトラレの上司。外科部長）にこう言います。

「最近、自分がサトラレだったら、と思うことがあります。そうすれば、こんなウソをつかなくて済む。誰も傷つけなくて済むのにって」

寺尾聰の返事は、こうです。

「傷つけるのは他人ばかりとは限りません。ウソの中でも一番やっかいなのは、他人を騙すウソよりも、自分につくウソだと思ってます」

サトラレ7号の唯一の家族である祖母（八千草薫）にがんが見つかったあたりから、この映画の泣きどころが始まります。

泣けない、という方もおられるでしょう。むずかしく考えないでください。

私はこの映画を再び観ていて、八千草薫は日本の宝だ、と思えてきました。

「天国までの百マイル」での八千草薫も、本当に良かったですよね。泣かせるのは時任三郎《ときとうさぶろう》なのでしょうが、あの映画も八千草さん抜きには感動しえないと思います。

若い世代は、まだ泣けないかもしれません。それはそれで幸せなことだと思います。

もしかするとこういう映画で泣くのは、ろくに親孝行をしていない中年かも。

❖「学校Ⅱ」

山田洋次監督の「学校」シリーズの第二作です。これまで、下町の夜間中学を舞台にした第一作、職業訓練校を舞台にした第三作、不登校児が屋久島の縄文杉をめざす第四作が世に出ています。第一作も第三作も、それぞれに和風のいい映画です（第四作は失敗作でしょう）。

「泣ける映画」としては、迷うことなくこの「学校Ⅱ」を推挙します。

季節は冬。舞台は北海道。高等養護学校の寮を抜け出し行方不明になった高志（吉岡秀隆）と佑矢（神戸浩）。旭川で行なわれる安室奈美恵のコンサートに向かったのだ。その夜、旭川のホテルに就職した先輩を訪ねる……。

高志（いじめられて自閉気味）は佑矢（重度の知的障害）にこう言います。

「お前がうらやましいよ。自分がバカだってことがわからないんだもんな。俺は自分がバカだってことがわかる」

ラスト近く、豪雪のなかを二人が乗る熱気球のシーンも印象的です。行方不明の二人を追う教師役として、西田敏行と永瀬正敏も好演しています。

❖「明日の記憶」

アルツハイマーは、高齢者だけの病気ではありません。三〇代や四〇代でも発症します。

重い病気をテーマにした映画を観たり本を読んだり話を聞いたりすると、年齢にまったく関係なく、自分もその初期症状に思い当たるところがある、と思ってしまう人が一割前後は出てしまいます。この映画も、例外ではないでしょう。けれども、自分もアルツハイマーになるかもしれないと考えたら泣けてしまった、というのではなく、この夫婦（渡辺謙と樋口可南子。とりわけ妻）のありかたに共感と安堵を覚えるゆえの涙だったらいいなあ、と陰ながら願っています。

差し挟まれる日本の風景と音楽も、実に美しいですよ。

日ごとに症状が進むなかで、娘の結婚式までは会社員でありたいと願う（夫役の）渡辺謙が、披露宴の最後のスピーチを間違えないよう巻紙を何度も読み返してきたのに、本番では紙をトイレに忘れてきてしまいます。

紙なしでのスピーチの成り行きもさることながら、妻が夫の手をにぎる場面などなどが、純情な私としてはたまりませんでした。

渡辺謙（が演じた夫）がアルツハイマーを発症するのは四九歳です。働き盛りですよね。でも、と私は思うのです。難病の多くやアルツハイマーのような病気は、四〇代で発症したら絶対的に不幸、ということではないのではないか。

人は老い、人は死にます。六八歳で死ぬ人より、五五歳で死ぬ人のほうが不幸だとは思えません。少なくとも「何事も波風が立たずにありふれた人生」を過ごすより、充実した人生を過ごしたいと思います。充実した、というのはつまり波瀾万丈の、という意味です。別言すれば、壁が何度も立ちはだかり、それらを何度も乗り越えてゆく、ということです。

この夫婦にとって、夫のアルツハイマーの発症は、圧倒的な壁でした。それを正面から乗り越えようとする映画です。

それなりの壁を見てきた三〇代なら感動すると思います。二〇代では、まだ無理かもしれません。

❖「ライフ・イズ・ビューティフル」

本書において「泣ける」映画という基準からは、例えば「火垂《ほた》るの墓」のような、ひたすら悲しい映画は外しています。冒頭でも申し上げましたように、ここで「泣ける」というのは、あくまで「共感に伴う涙」のことです。

「とても良くできた映画」や「人に薦めたい映画」や「感動的な映画」は、たくさんあります。

しかし「共感して泣ける」映画は、なかなかありません。今回の執筆を始めて、それを改めて痛感しました。

もとより、共感できるかどうかは、観る側の体験と主観にかかわっています。誰もが泣ける、という映画などあるわけがありません。

同じ若年性アルツハイマーを扱った映画でも、「明日の記憶」を入れて「私の頭の中の消しゴム」を外しているのは、もちろん意図的です。逆だろう、という方もおられるかとは思いますが、私はリアリティを優先させたいと思っています。リアリティという点で、例えば「僕の彼女を紹介します」はボーダーライン上でしょう。途中まではものすごくよくできた映画なのに、後半は「いくら何でも」という「崩れ」があります。

個人的には「僕の彼女を紹介します」は「泣ける映画」として合格なのですが、リアリティという点で外さざるをえないでしょう。でも、きっと泣ける。

さて、「ライフ・イズ・ビューティフル」は、タイトルからして「如何《いか》にもすぎないか」とは思うものの、いい映画はいい、と断じておきたいと思います。ナチスによるユダヤ人強制収容所をテーマにすれば、怒りや悲しみはたくさん表現できるでしょう。しかし「笑いと涙」をこのテーマでやってのけるのは並大抵のことではありません。

愛する息子（ジョズエ）と同じ収容所に入れられ、父は子に、これは「楽しいゲームだ」とウソをつきとおし、子は無邪気に信じます。

ユダヤ系イタリア人（グイド）を演じるロベルト・ベニーニは、この映画で脚本と監督も兼ねました。こんなアイデアを思いついてしまったら、自分で映画をつくるしかないのでしょうね。

ドイツ兵によるお達しをグイドが〝通訳〟してみせるところも、実に印象的な名場面です。

ぜひ、ご覧ください。

❖「ショーシャンクの空に」

生真面目な銀行マンのアンディ（ティム・ロビンス）は、「美人妻とその愛人殺し」の容疑で終身刑の判決を受け、投獄されます。

本当に「殺したのか」は終盤まで明かされません。ショーシャンクというのは、刑務所の名前です。

先輩囚人レッド（モーガン・フリーマン）は、「ここで希望をもつのは禁物だ」と諭します。

しかし、アンディは……。

生真面目さが救われる映画です。ショーシャンク刑務所で起きるあらゆる不条理が、これでもかこれでもかと繰りだされ、しかし、少しずつ希望が広がってゆきます。TSUTAYAでももちろん借りられますが、ネットで買ってもたった一五〇〇円ですよ。感動代としては、驚くべき安さです。

✤「幸福な食卓」と「レインマン」

瀬尾まいこさんの小説を原作にした「幸福な食卓」。良かったですよ。冒頭で、「父さんは、今日で父さんを辞めようと思う」とお父さんが言います。もう、これだけでわくわくしますね。物語が転がる予感です。それ以前に元教師のこのお父さんは自殺未遂をしており、その事件を機にお母さんは部屋を借りて別居し、パートに出ています。が、この夫婦や親子の関係が破綻しているわけでは全然ありません。

この映画を観て、誰もが泣けるか、と問われると、私にはわかりません。「泣ける」というのは客観的な指標ではなく、観る側の体験や思いや感性に大きく依存すると思うからです。

おそらく、「幸福な食卓」を観ていてグッと悲しくなるのは「不条理な死」を通してでしょう。

ある意味ズルい、とも言えます。

「家族モノ」は観客の感情を引き出しやすい、という面があるのは、なぜでしょうか。おそらく、誰もが自分の家族にキズを抱えているからだと思います。

完璧な家族など、おそらくどこにも存在していません。自分にとっての家族や、家族にとっての自分は、当然のことながら大小さまざまなキズを負っています。そのキズを見て見ぬふりをしているあいだは、耐えられるのですが、そこを映画やドラマや小説で「引き出されてしまう」と、わりと簡単に涙腺が決壊してしまうのでしょうね。

私が初めて映画評というものを書いたのは「レインマン」でした。一九八八年に公開された映画です。

同じダスティン・ホフマン主演の映画でも、学生時代に観た「クレイマー、クレイマー」は当時、それほどよくわかりませんでした。子どもを父親が一人で育てる、ということと、なぜ結末でこの夫婦はやり直せないのか、ということに対する想像力が及ばなかったせいだと思います。

つい先日「クレイマー、クレイマー」を久しぶりにＤＶＤで観ましたら、ずいぶん違った印象を受けました。なぜこの夫婦がやり直せないのか、という疑問は抱きようもありません。

ついでながら、「クレイマー、クレイマー」の元妻役は、メリル・ストリープだったのですよね。二〇〇六年に公開された「プラダを着た悪魔」の編集長役と比較してみると、年をずいぶん重ねてかっこよくなったなあ、と思います。

年を重ねたのに、ではなく、重ねたゆえに、です。

さて、自閉症のため四〇年以上も病院に入っていた兄役がダスティン・ホフマン、ちょっとずる賢い弟役がトム・クルーズという「レインマン」も、「家族モノ」の一つです。ただし、「幸福な食卓」と違って、死が涙の導火線になることはありません。

死がまったく登場しないわけではないのですが（父が亡くなってその莫大な遺産が兄に全額渡されることを、一〇代で家出して奔放に生きてきた借金まみれの弟が知る、という伏線があります）、メインテーマは「きょうだいの絆」です。

私には、同じような境遇にある実の兄がいます。この映画に強く共振してしまったのは、たぶん、そのせいもあるでしょう。

泣ける映画は、家族の絆を思い起こさせ、そしてそれを温めてくれるもの、なのだろうと思います。

❖「アメリカンプレジデント」

この映画を見て泣く、という事態がいかに世俗的かという程度のことは私にもわかります。でも、いいのです。

「危険な情事」や「氷の微笑」は、浮気禁止の政府広報みたいな映画でした。これらでも主役を演じたマイケル・ダグラスは、この「アメリカンプレジデント」では、恋をする大統領です。

この系列の恋物語は、「シンデレラ」に始まり「ロミオとジュリエット」を経て「ローマの休日」や「ノッティングヒルの恋人」などなどに受け継がれてきました。

恋は、そこそこの壁があるほうが燃えるわけですね。「アメリカンプレジデント」では、世界が最も注目するアメリカ大統領と、環境問題の市民運動家が恋に落ちます。

わかっていますよ、その俗っぽさは。でも、いつでも恋は俗っぽいのです。本人にとっては複雑怪奇でも、周りから見たら至極単純なのですよね。

なお、この映画における山場の一つは、演説です。スピーチで泣かせる、という系譜は「セント・オブ・ウーマン」や「小説家を見つけたら」などにも見られます。議会答弁を、未《いま》だ官僚作文の棒読みで済ませてしまう国では、とても現実味が得られないためか、邦画ではなかなか成立しがたい場面です。

疲れて帰ってきたときにでも、ぜひご覧ください。

❖「スタンドアップ」

何事にも、時代背景があります。セクハラも、今なら限度を遥かに超えて明らかに犯罪として認知される幾多のケースが、かつては野放しにされていました。

大昔の話ではありません。一九八八年の北ミネソタの鉱山が、この映画の舞台です。

主人公のシングルマザーのジョージー（シャーリーズ・セロン）は、夫のDV（家庭内暴力）から逃れて故郷に帰ってきます。資格もないシングルマザーがありつけるほかの仕事より六倍も稼げるので、鉱山での労働を希望する女性が徐々に増えてきている、という時代背景です。

もともと先進的な女性たちというより、夫が鉱山で働けなくなった、といった何らかの事情を抱えて、ここに来ています。一九八八年当時も、この鉱山で働く男女比は三〇対一でしかありません。

労働を奪われると思ってしまう男たちにしてみれば、「立ちションもできない女は出て行け」ということなのでしょう。次々と起こる事態は、セクハラなどという生易《なまやさ》しいものではありません。

そもそも男性用のトイレしかない。

女性用トイレを作ったら俺にナニをしてくれるのか、と問う男たち。

ようやく簡易トイレが置かれたと思いきや主人公が入っているとき倒す。

強姦未遂。

女性用ロッカールームの壁を汚物で塗りたくる。

差別は子どもにも及び、アイスホッケーでも子どもにパスがされない。

ジョージーの二人の子は父が違い、「アバズレ女」というふうに周囲からは見られています。

ジョージーは協調性もあまりなく、ときどきヒステリーを起こしてしまいます。男たちのいやがらせを社長に直訴したりもするのですが、それも逆効果で、他の女性たちからも恨まれる始末。


もちろん、ジョージーの主張そのものは、ほかの女性たちにも共有されています。が、男社会での反感を買ったら、もっと酷いことをされる——。

ここまで露骨ではなくても、「子どもが熱を出したから会議に出られなくなった」というだけで女性にNGの烙印《らくいん》を押す現代日本社会も、そういう風土を放置しているという点で実は同じなのですよね。

いやがらせ、差別、排除。これらの性的迫害に対して、見て見ぬふりをする態度は「結果的に共犯になる」と考えるか、それとも、黙って耐えていれば「きっと受け入れてもらえる日が来る」と考えるか。二つに一つです。

労働現場にいると、仲間たちは、なかなか決断がつきません。労組は常に多数（せいぜい現状維持）のためにしか動いてくれませんからね。

しかしながら、状況を打開してゆくのは、いつでも個人です。

ジョージーの父もベテラン鉱夫です。多数派であり、「女のくせに男の職場を乱すものではない」「もううんざりだ」と言い続けてきました。この父も初めのうちは、さすがに「そこまでひどいことが行なわれている」とは気づいていません。女性であるゆえになぜこれほどの性的迫害を受けなければならないのか。

全員集会で、ジョージーに対する非難が巻き起こります。彼女は皆の前で反論をさせてほしいとマイクを握り、孤立しかけたとき、父が手を挙げ壇上にのぼり……。

父は言います。

「なぜ、ここまでひどい迫害を受けるのだ。うちの娘が男だったらよかったのか？　きみたちは本当に私の仲間なのか？　いま誇りたく思うのは、私の娘だけだ」

NOと言うべきことには声を上げなければ、ひどい状況を後押ししてしまうことになる、というのは誰だって胸中感じていることなのではないでしょうか。

この映画は、女性が超少数者である肉体労働現場での実際と、ジョージーを原告とする裁判(原作はアメリカ史上初のセクハラ集団訴訟ドキュメント)が交互に進行していきます。法廷でも、ジョージーはずっと不利な立場に置かれていました。が、終盤で少しずつ覆っていきます。

セクハラ系の男性は、反感を覚えるだけだと思いますので、観ないほうがいいでしょう。

❖「山の郵便配達」

何度観ても、美しい映画だと思います。山紫水明だけでなく、与えられた任を精一杯こなすのが人のあるべき姿だ、という意味においても。

平成になってからも、井戸水だけで生活する家族が私の身近にいました。もう少しばかり時をさかのぼれば、東京タワーができてしばらくは、電報をもって走る人を誰よりも優先して道をあけてあげる、という田舎の日常はこの国にも確かにありました。

遠く離れて暮らす人々にとって、ネット時代以前は、どの国でもどの地域でも郵便配達は身近なヒーローであり、安否の媒介者だったのだと思います。

「山の郵便配達」の映画の主人公は、このたび郵便配達を引退する父なのでしょうか、それとも、足をくじいた父を背負って冷たい川を渡るとき、その軽さへの驚きと敬意を交錯させる息子なのでしょうか。

私は、盲目の老婆に「本当は存在しない手紙」を読んであげる父や、「それは違うのではないか」と素直に思う息子もさることながら、彼らの陰で「自分の任」を静かに全うし続ける母に、じわりと共感しました。

まだの方は、ぜひご覧くださいね。

✣「僕の彼女を紹介します」「ラブストーリー」「猟奇的な彼女」「コールドマウンテン」「ひまわり」

「ライフ・イズ・ビューティフル」を紹介したところで、「僕の彼女を紹介します」は、泣ける映画としてはボーダーライン、と書きました。「風でもいいから、あなたに会いたい」というところなど、ぐっとくるわけですが、本当にあんな強い風が吹いてしまうと、いささか興ざめする人もいるでしょう。

「猟奇的な彼女」も、同じ監督によるものだからか、主役の若い女性が乱暴すぎ、また物語展開が途中からオカルトっぽくなってしまう、とは思います。

が、私は嫌いではありません。

「ゴースト」でだって、周囲に誰もいなければ涙が流れそうになります（でも、流れはしない。ぎりぎりです）。

感性の違いを踏まえて言えば、「僕の彼女を紹介します」や「猟奇的な彼女」と同じ監督の手になる「ラブストーリー」も、前述の映画で泣けた人は、確実に泣けると思います。

「君を好きになること以外、僕には取り柄がない」

「あなたに会いたくて、病気になりそう」

ピュアな恋愛ものです。が、親友の彼女をとってしまう話でもあるので、その親友の立場に身を置くと、素直に泣けません。

ちなみに冒頭は、田舎の夏休みのシーンで始まります。三人の男の子が、国会議員の娘（ジュヒ）を見初めます。そのうちの一人、ジュナにジュヒが駆け寄り、そっと耳打ちするのでした。

「川の向こう岸にお化け屋敷があるの、あなた知ってる？」

「ええ」

「お願い。そこに私を連れて行ってくださらない？」

「はい」

「あなた、船はこげる?」

「はい」

「じゃあ明日のお昼一二時に、丸木舟のそばで待ってて。約束よ」

この誘いを拒絶できるプロレタリアートの息子は、世界中を探してもいないであろう、と思われます。

冒頭シーンとして、なかなかいい滑り出しです。

「ひまわり」で泣ける人も、ある世代から上は多いでしょう。

実は、「映画で泣くのは精神衛生上きわめて良い」と教えてくれた科学者に、別れ際「ところで、先生はどんな映画でいちばん泣きましたか」と問うたところ、「ソフィア・ローレンの『ひまわり』です」と即答されました。「車を運転していて『ひまわり』の主題曲が流れただけで泣けてきますよ」とも。

きっと、若いころ、辛い別れがあったのですね。

「ひまわり」を観て私は、なぜロシアの生娘が死にかけた「彼」だけを一人で引っ張って家に連れ帰ったのか、という謎が解けず、「僕の彼女を紹介します」では、なぜ彼を二回も死なせるのか、と思ってしまい、「ラブストーリー」では戦場でネックレスを取りに戻るな、などと思ってしまうので、なかなか素直になれませんでした。

が、これらの映画では、「好きな人に命がけで会いに行く」というテーマが、少なからぬピュアな人々を泣かせてくれるのでしょう。

「コールドマウンテン」は、「好きな人に命がけで会いに行く」というテーマの王道をゆく映画です。

私の周囲でも、「コールドマウンテン」でたくさんの人が涙を流しました。水をさすようで申し訳ないのですが、途中から結末がわかってしまうので、ちょっとなあ、とは思ってしまいます。

次にご紹介する「ターミナル」のように、結末にもう一つ仕掛けと感動があれば、確実に私のような者でも泣けるのではないか、と思う今日このごろです。

✣「ターミナル」

ちょっと太りぎみのトム・ハンクス（役名はビクター）が、クラコウジア共和国（もちろん映画上の国）からニューヨークの空港に降り立った直後、母国でクーデターが起き、彼は無国籍状態になってしまいます。

一気に引き込まれる、実に巧みな導入部です。

犯罪者でもなく、違法入国者でもないのに、国交がなくなったため空港当局としては彼に入国許可を与えることができません。できないのだけれども、勝手にNYの街へ出て行ってくれれば、自分たちの管轄ではなくなる、と思っていたのに、素直なトム・ハンクスは当局の指示に従います。こうして、それから九カ月もの間、彼は六七番ゲート付近の工事現場に「住む」ことになるのでした。

これまでクラコウジアから一度も出たことがなかった彼は、英語もまったく話せません。母国の通貨も、クーデター後はドルに両替ができない。その彼が、空港の一角に住むなかで、言葉を次第に覚え、ちょっとしたお金の稼ぎ方を覚え、友人をつくり、恋のキューピッド役もつとめ、ついに就職までしてしまい、彼氏の浮気に苦しむ客室アテンダントに恋をし、その恋をまた周囲の友人たちがフォローする……。

ロシア語しか話せない切羽詰った客を助ける場面もまた、おかしくて、しんみりと泣けてきます。

映画慣れした人にはラストがイマ一つではあるものの、単純に、いい映画です。トム・ハンクス主演のオカルト映画にうんざりさせられてきた人にも、お薦めします。

✣「JSA」

この映画が公開された直後に書いたコラムを、再掲します。

《近く公開される「パール・ハーバー」に、日本人観客の多くは、またしても〝寛大さ〟で臨むのだろうか。娯楽作品としての出来は、さすがと思う。私がいらだつのは、相も変わらぬステレオタイプな日本人描写だけではない。戦争に対する従来の一面的な見方を揺さぶるわけでもなし。予定調和な〈安定感〉を前提にしたロマン活劇というほかない。

と悪口を言いたくなるほど、これとは対照的に韓国映画「JSA」は強烈だった。ラストもすごい。

韓国では史上空前の動員数を記録した。この映画は、「南」側の人々のステレオタイプな「北」理解をさえ突き崩す。決して政治的な映画ではない。しかし将来、わずかでも自由を知った北の人々がこれを観たとき、このような映画が南側で作られていたことに、驚愕かつ感動するのではないか。スイス人もドイツ人もイスラエル人も例外ではない。フランスでも最大級の賛辞が贈られていた。

世界中の数多《あまた》ある大河ロマンから、戦争という素材を差し引いたら、いったい幾つ残るだろう。皮肉なことに、冷戦構造を前提として実に多くの名作が生み出された。

南北分断を象徴する38度線上のＪＳＡ（共同警備区域）を真正面から取り上げた国際的映画を作れるのは、考えてみれば韓国しかない。

「シュリ」を超えた、と言われる。あの映画で北と南は、ステレオタイプな設定だった。「シュリ」では、韓国だけが正義だった。》（「週刊エコノミスト」二〇〇一年七月一〇日号）

冷戦時代のピークに公開された映画「ホワイトナイツ」に、かつて私は深く感動したことがありましたが、現時点でまた観ましたら、そのような感銘はもうありませんでした。

観るべきときに観る、というのが映画の基本かもしれません。

「ＪＳＡ」も、大したことがない、と思える日が早く来るべきなのでしょう。

❖「ギャラクシー★クエスト」

冒頭、あまりにもダサすぎる近未来ドラマが流れます。「ギャラクシー★クエスト」という連ドラです。

ファンについているのは、宇宙オタクです。このドラマにかつて出演していた俳優たちは、ほかにあまり仕事もなく、番組打ち切り後も、ファンの集いにコスプレ姿でサインに応じています……。

こんな「ギャラクシー★クエスト」を、ドラマとしてではなく、歴史的ドキュメント（笑）として受信していた異星がありました。サミアン星です。

サミアン星は、破滅の危機に瀕しています。その危機を救えるのは「ギャラクシー★クエスト」のクルーしかいない、と彼らは本気で考え、元出演者に接触をはかってきます。サミアン星人は実に善良な人たちばかりなのです。

最初は、三流映画と思われるかもしれません。「スター・トレック」のパロディだと、すぐ断定される方もおられるでしょう。

確かに、これは「スター・トレック」の爆笑パロディです。

仕事で疲れたあなたに、「ギャラクシー★クエスト」をぜひご覧いただきたい。何十回も笑えると思います。

が、この「自尊心回復の物語」に、きっといつの間にか引き込まれていくに違いありません。

❖「あの子を探して」

お金をかけなくても、これだけのものが撮れる、という見本のような映画です。ゴージャスなドラマや映画を見慣れた目には、出演者が素人ばかりで、ストーリーも、よく考えれば「もっと早く進め」というふうに思わないでもないですが、このゆったりとした時間の流れこそ中国の田舎なのだなあ、とも感じます。

私の小さいころも、そうでした。

冒頭、中国の山のなかにある小学校の中年教諭が、老母の介護のため教室をしばらく去ることになります。代用教員として連れてこられた主人公のウェイは、中学校も出ておらず、しかもまだ一三歳の少女です。

村にはほとんどお金がなく、その中年教諭ももう何カ月も給料をもらっていません。子どもたちも、家の仕事を手伝わされたり出稼ぎに行ったりするため、次第に学校へ来なくなっていました。

学校に「寄宿」している子どもたちもいるのですが、寄宿舎があるわけでもなく、たった一つの教室やその隣にある執務室に全員で寝るのです。

二三歳ではなく、一三歳。児童たちと、さほど年齢もかわりません。

なぜウェイは、そんな仕事を引き受けたのか。一カ月分の給料五〇元が欲しかったからです。でも、「教える」技量などウェイにはありません。しかも、唯一の目当てたる五〇元も、村長の態度からしてもらえるかどうか、おぼつかない。老母のもとに介護に行く中年教諭は、ウェイに提案します。自分が戻ってくるまで子どもたちが一人も学校をやめなかったら、村から出る五〇元のほかに、ポケットマネーから一〇元をご褒美としてあげよう。

　そこで一三歳のウェイが考えたことは、とても単純なことでした。「教える」ことではなく、「誰一人として学校をやめさせない」ための徹底監視に走ります。

　かわいいですよね。

　そんなある日、彼女を一番てこずらせていた腕白坊主のチャンが、学校を休みます。これでは六〇元がもらえません。自宅を訪問してみると、チャンは町に出稼ぎに行ったといいます。貧しい家では、数千元もの借金があり、その利子のために売られたようです。

　彼女は、町にチャンを探しに行きます。片道のバス代だけで二〇元余りだったりするので、どうにもこうにも計算（彼女が「あの子を探しに」行くコスト）が合わないわけですが、それはともかくバス代を捻出するため幼い児童全員をアルバイトに駆り出したり、バス代を計算するために、初めて授業らしい授業を行なったり、かなり楽しい展開です。

　全員でコーラを飲むシーンも、日本の昭和二〇年代を彷彿《ほうふつ》とさせてくれます。

　こうしてともかく、ウェイはチャンを探しに行きます。ところが結局、お金が足りずにバスから降ろされて、彼女は歩いて町を目指すのでした。

　田舎者が、都会に出たときの感じが、よく出ています。都会の時間より彼女の時間のほうがゆったり流れるので、そのギャップが、私のような田舎者にはぐっときてしまいがちになるのでしょう。生粋の都会人には、飽き足りないかもしれません。

一三歳のウェイが、都会で迷子になった一一歳のやんちゃ坊主をどうやって探し出すか。それは見てのお楽しみです。

❖「グッバイ、レーニン！」と「やさしい嘘」

「グッバイ、レーニン！」と「やさしい嘘」は、テーマが通底する名作です。

「グッバイ、レーニン！」では、東ドイツに民主化の波が押し寄せ、息子がデモ隊に加わって官憲に逮捕されたのを知って心臓発作を起こした母が、八カ月間も昏睡状態にあるのを慮《おもんぱか》って、息子たちは壁の崩壊を「なかったこと」にする。だが、母はそれに気づいても何も言わない――という物語でした。

熱心な共産党員である母の衝撃をやわらげるため「壁の崩壊」を隠し通そうとする様子が現実離れしていて、おかしく、そのうちに、共産主義という宗教を信じるしかなかった世代の痛恨が、じんわりと浮かび上がってきます。

「やさしい嘘」は、グルジア（旧ソ連から独立。スターリンの生まれ故郷）に住む三世代同居の女たちの静かな物語です。

フランスで働いている息子オタールから来る手紙だけを楽しみに生きるおばあちゃん。ある日、オタールが事故で亡くなったとの知らせが……。おばあちゃんの娘マリーナと孫娘アダは、オタールになりかわって、おばあちゃんに手紙を書き続けることに。マリーナがそうしたのは、オタールが死んだことをおばあちゃんが知れば、オタールが今より聖化され、自分がますます受け入れてもらえなくなる、という不安があったからのようです。孫娘のアダは、フランス語の通訳だってできるのに、ろくに仕事にありつけず地元でくすぶり続けていることへの不満が鬱積《うっせき》しています。

ある日、おばあちゃんは全財産を処分して、そのお金で三人の女たちはフランスに向かいます。そこで、おばあちゃんは息子の死を知り、孫娘のアダは重大な決意をします……。

ソ連時代のことを、マリーナの恋人が、こう振り返るのも印象的です。

「僕たちの世代は、本当のことを何も知らされないまま、言われたことを信じて生きるしかなかった」

もちろん、このような生き方を、日本に住む我々が否定するのは簡単でしょう。しかし、閉鎖的な社会とは、まさに、そういう社会だったのです。

亡命や脱出が「日常的な命がけ」であり続けた人々を、うすっぺらな今の知識だけで笑うのは、下品です。

いずれの映画にも、愛情やユーモアがたっぷりあり、最後にきっと泣けると思います。

❖「BUENA VISTA SOCIAL CLUB」

未体験ゾーンの締め切り量をこなしていたとき、私の体内ではずっと「BUENA VISTA SOCIAL CLUB（ブエナ・ビスタ・ソシアル・クラブ）」がリズミカルに反芻《はんすう》されていました。おかしいよね。

音楽があまり好きでない方も、何でも楽しめる方も、まだお聴きになっておられなかったら「BUENA VISTA SOCIAL CLUB」をぜひ。CDもあります。

日本やドイツやアメリカの車は、かっこよかったり、ダサかったり、機能的だったりしますが、イタリアのマセラッティやイギリスのアストンマーチンはセクシーな車だと思います。同様に、「BUENA VISTA SOCIAL CLUB」を始めキューバ音楽には、セクシーさがありますよね。

ここで「セクシーさ」というのは、要するに「グッとくる」という意味です。「うっ」でも可です。

それぞれの奏者には全盛期がありました。どん底の苦渋生活も、それに続きます。楽器すらもてなかった時期もありました。けれども音楽は、いつも彼らとともにある。カリブ海の人々から、いかなる独裁者も音楽と踊りを取り上げることなどできはしません。

お互いが尊敬しあい、生活の一部として即興の演奏を楽しむ。その幸福な姿を垣間見ることができると、こちらまで熱くなってきます。

そうして最後は憧れの「カーネギー・ホール」。聴衆の多くは、キューバからの亡命者たちでしょう。

キューバを捨てなかった老人たちが、ニューヨークの街に、やさしい言葉をかける――。私など、これだけでグッときてしまいます。

演奏を楽しむ老人たちの、その顔の美しいこと！

❖「RUDY／涙のウイニング・ラン」

幼いころから名門ノートルダム大学のフットボール・チームに憧れるルディは、背が低くて、勉強もできません。

高校生のとき彼が、「ノートルダム大学への進学を希望する者なら誰でも見学できる」という臨時バスに乗ろうとしたところ、進路指導担当の神父がルディに言います。

「キミにはノートルダムに入るだけの学力がない。人生の喜びとは、神から授けられた幸せに満足することだ」

ルディは進学をあきらめ、高校を卒業して鉄工所で働き始め、友人ピートがよき理解者として彼を励まし続けます。しかし、ピートが事故で亡くなり、ルディはピートの激励を胸に再び夢に挑戦することに……。

父がルディにこう言う場面があります。

「夢は人生の宝物だ」

ルディがノートルダム大学のフットボール・チームに憧れていることは、痛いほどよくわかります。その思いが強すぎて、ほどほどで妥協すればいいのに、と我々も思いかけてしまうわけです。努力しても、かなわない夢がある、と。

でもやはり、と言うべきか、人生の宝物である夢を追い続けるルディが「神様、ありがとう」と言うとき、涙腺が緩んでしまいます。少々ベタすぎるかもしれませんが、気が弱っているときにこの映画を観ると、元気が出ます。

人生は限りがあるからがんばれる、というお話です。
こういう映画を見ると、単純な人々は「もしかしたら自分の彼女（彼氏）も不治の病におかされているのではないか」と考えてしまいます。

考えない？

❖「ラスト・プレゼント」

夫は、才能はあるのに、なかなかメジャー・デビューできないお笑い芸人。小さな子ども服の店を営む妻には、もうほとんど時間が残されていない――。
妻が死にかけ、医師に心臓マッサージを受ける場面では、これで倒れたのは三度めなので、さすがに今度は死んだのだろうと思ったらゾンビのように生き返り、かなりびっくりするのですが、驚く暇もなく、その翌朝、いつになくやさしい気持ちになった夫婦の会話は――。
妻「ねえ、ヨンギ。お願いがあるの。聞いてくれる？　これからどんなに忙しくなっても、絶対に食事は抜かないでね。面倒くさくても、ちゃんと洗濯するのよ。夜は、うちで寝てね。あんまり無理しちゃだめよ。それから、どんなことがあっても、いつまでも人を笑わせて、幸せにしてあげて。それがあなたの生きがいでしょ」
夫「ほかには？　それだけでいいの？　ほかに望みは？」

妻「ご飯、冷めちゃうわよ、ね、もっと食べて」

夫「わかった。約束する」

うう。泣けてくるでしょ（笑）。

私は本章で、「絶賛したい映画」や「お薦め映画」という視点ではなく、あくまで「泣けるかどうか」にフォーカスしてきました。

リアリズムや論理的な整合性の欠落には、ある程度目をつぶってもいいと思います。が、韓国の「泣けそうな映画」には、ちょっと「やりすぎ」感が目につきます。

この「ラスト・プレゼント」にも、不自然なところがいくつかありました。KFC（ケンタッキー・フライド・チキン）で働くジョンヨン（妻）に一目惚れをし、お店に何度も通いつめて恋を成就《じょうじゅ》させたはずのヨンギ（夫）が、妻が亡くなる前に「思い出の初恋の人」たちに会わせてあげようと思うのもヘンであるだけでなく、詐欺師に頼んで「（妻の小学校時代の）初恋の人」を探してもらったら、それは自分（ヨンギ）だった、というのも納得しがたい。

また、ずっとお互いを好き合っているという設定なのに、やたら夫婦喧嘩が激しく、私から見たらとても仲が良いとは思えません。

とまあ、いろいろ辻褄の合わないところはありますが、泣くだけなら泣けると思います。

相手の命に限りがあるとなると、人は誰だって優しくなれるのだなあ――ということに気づいても、じゃあ四〇年後は？
マラソンでも、いきなり四二・一九五キロを目指すのではなく、「次の電信柱」を目指して
それを繰り返せば必ずゴールは見えてくる、と言った選手がいました。
人生も、そういうものなのかもしれませんね。

✣「ある愛の詩」より断然「ホリデイ」

敏腕経営者アマンダ（キャメロン・ディアス）が、同棲中の彼の浮気を察知し、怒り狂って別れます。

彼女が住んでいるのは、ビバリーヒルズの豪邸。ふと思いつき、ロンドン郊外に住む未知の独身女性アイリス（ケイト・ウィンスレット）と、お互いの家を交換することに――。アイリスも失恋直後でした。

ネットを通じてのリアルな「ホーム・エクスチェンジ」というものが成立しうるのかどうか、私にはよくわかりません。

いいかもなあ、とは思うものの、何かがなくなったと思えたり、逆にそう言われたりしたら困りますし、そもそも相手が「まともな人」かどうかもわからない。知っている者同士の「ホ

ーム・エクスチェンジ」なら、銀行通帳とか日記とかは見られたくないしなあ。

使用人つきのアマンダの豪邸と、雪に埋もれかねないアイリスの小さな家は、かなり「格差」があるのですが、まったく違った環境に身をおくことで、ふたりの女性は、しがらみから解放されて、二週間でそれぞれ「失恋から立ち直ろう」とするわけです。

アマンダ（ロサンゼルス）とアイリス（ロンドン郊外）の家は九六〇〇キロも離れています。失恋を癒すために旅に出るというのはよく聞く話ですけれど、二週間も家を交換してしまうというのは、なかなか画期的なアイデアです。旅行とは違って、それぞれの馴染みの店もあるし、ときどき遊びに来る人との交流も生まれる……。

アイリスの兄グラハム（ジュード・ロウ）がバーで飲んだある夜、妹の家に泊めてもらおうと思って訪ねてくる。そこにいるのは妹ではなく、美しい妙齢のアマンダ。

ご想像どおり、ここから新しい恋が始まるのですね。

小説にせよ映画にせよ、恋愛ものには必ず「壁」が登場します。死とか病とか浮気とか周囲の反対とか。

「ホリデイ」の場合は、帰国まで「二週間」という壁と、彼（グラハム）の携帯にときどきかかってくる若い女性という壁が……。

コメディタッチの楽しい映画ですが、この「二週間」後に別れがくるというのが単純につらく、でも、そうはならなかったときは涙腺も決壊寸前となるでしょう。

もう一つの恋愛も同時進行します。アイリス側に出てくる「おじいさん」(ハリウッドで引退した大脚本家のアーサー)が、とてもいい味を出しています。

さて、私が一〇代で観た「ある愛の詩」がどうしても気になり、この機会にまた観てみました。恋愛映画は、進歩しているのだろうか?

ラブストーリーの名作――と言われ続けてきた「ある愛の詩」は、ハーバード大学に通う大金持ちのぼんぼん(ライアン・オニール)が、「家柄の差」が歴然とした女性(アリ・マッグロー)と恋に落ち、親が反対したわけでもないのに、あえて貧乏を選び、突然彼女が白血病で死んでしまい、ばかやろうと叫ぶ、みたいな映画です。

実際には、ばかやろうではなく「愛とは決して後悔しないこと」という、流行語ともなった名台詞《ぜりふ》ではあるのですが、そのわりには、ぼんぼんは後悔(!)しまくっているわけですから、今になって見直すと説得力がまったくありません。

いたるところで判断ミスを繰り返し、エゴは丸出しで、せっかく結婚したのに喧嘩ばかりして、ふざけるな、と言いたくなるような映画です。

あの映画のタイトルとしては、「あるバカ男の詩」がふさわしいと思いました。

✣「オールド・ルーキー」

メジャーリーグ史上、最年長ルーキーとしてデビューした男の実話です。

主人公のジムは、「メジャーリーグに入りたい」という夢をあきらめ、高校で教師のかたわら弱小野球部のコーチを務めています。

ある日。部員たちのあまりのふがいなさにシビレを切らしたジムが「夢をもて！」と叱咤《しった》すると、部員たちから「コーチこそ！」と反論されてしまいます。

ともかくこうして、「ぼくらが地区大会で優勝したら、コーチはプロ入団テストを受ける」という約束が成立します。「もっと多くを望め」と言って勇気づけてくれたジムに、「今度はコーチの番です」と生徒たちが激励します。

ジムは少年野球チームのエース時代に剛速球でならし、ずっとメジャーリーグ入りを夢見ていましたが、その夢をあきらめたのは「父親の（転勤の）せい」だとずっと思ってきました。挫折を他人のせいにするのはラクですからね。

この映画は「父親との和解」の物語でもあります。

三人の子持ちとなった三五歳のジムは、プロ入団テストに見事合格します。映画のタイトルからして、当然そうなるでしょう。

が、妻は入団に反対するのです。

ジムは、父親に相談しに行きます。そのとき父は、祖父の言葉を伝えます。

「夢は捨てるな。ただし、自分がやるべきことを見つけるまでだ」

マイナーリーグ（2A）の月給は、わずか六〇〇ドルです。趣味にとどめてこそ「ずっと好き」でいられるのかもしれません。

三人の子を抱えた三五歳が月給六〇〇ドルでも野球が「好きだ」と言えるのか。運命の分かれ道です。

高校の弱小チームを地区優勝に導いた腕を買われ、ジムにコーチとしてヘッドハンティングの話も舞い込みます。それを蹴って、三五歳で月給六〇〇ドルの世界にいったん下りて再チャレンジを果たすのか。

彼は意を決して入団します。

陰で同僚たちがジムにつけたニックネームは「おいぼれ」。残酷ですよね。最も親しい選手からも「ただ球が速いだけだ」と言われてしまいます。

マイナーリーグでの選手生活は過酷です。日本では「格差社会」などと騒がれていますが、メジャーリーグとマイナーリーグの格差を見たら、日本の格差などかわいいものだと誰だって思うでしょう。

大リーグ入りが決まったことを、監督がジムに、さらにまたジムが妻へと、それぞれの伝え方が如何にもアメリカンドリームふうなのですが、そのあたりはご自身で観てお楽しみください。

❖「變臉 この櫂に手をそえて」

正式タイトルは、「變臉《へんめん》 この櫂《かい》に手をそえて」です。現代日本語表記では「変面」となります。

DVDでは発売されておらず、アマゾンで検索してみると、ユーズドで出品されています。私は以前、二万九八〇〇円で買ってしまいました。その一本しかアマゾンで売られていなかったのです。

現在の出品価格はもっと下がっているので、二万九八〇〇円は微妙(というか高すぎる)ですよね。が、この値段で買っても損をしたとは、まったく思いません。それだけの価値がありました。

ただし、この映画を推薦するのは、自ら決めた小さなルールを破ることになります。お店によっては「ある」でしょうが、たぶん多くのTSUTAYAでは借りられないと思います。ご寛恕ください。

　この章の冒頭で、私はこう書きました。

《ここでやろうと思っているのは「映画ベスト30」ではありません。あくまで「泣ける映画」です。受賞歴、映画評論家たちの評価、興行成績、スケールの大きさ、監督や主演における位置づけ、などは原則として無視します。

　三〇本に入る条件は、かつて一度や二度、観たことがあっても、現時点でもう一度観て「泣けた」ことと、私の自宅そばにあるTSUTAYAで簡単に借りられるものであるかどうか、だけです。》

　メルマガで皆様から「泣ける映画」を公募し、たくさんの投稿をいただきました。膨大なご推薦をいただき、実際に「改めて観る」ということを繰り返したのですが、自宅で観たときのこちらのコンディションや心境にもよるのでしょうね、多くを選から漏らしてしまったこと、お許しください。

　この映画を薦めてくださったのも読者のお一人で、相当の映画好きの女性です。

《これで泣かなかったら代金返金、返品OK級で泣けます！　自信を持ってお勧めします。それは――「變臉　この櫂に手をそえて」です。》（京都府、会社員&主婦、五〇代前半）

　同じ方が推薦してくださったのは、ほかに、こんな映画がありました。かなり長い引用になります。

《さて、「泣ける映画」との事。ただし悲しくて泣くのはだめで感動して泣く。むずかしいですね。「鬼の目にも涙」などと言われる年ごろになってしまい、涙もろい様など可愛くもなんともないので、極力人前で泣かない様に心がけておりますが、その鬼の目に涙が潤んだ映画を思いおこしてみました。（ただし、ホントに可愛かったころに泣いた映画も入っています）

「生きる」

「活きる」

「初恋のきた道」

この辺は投票数高そうで定番でしょうね。「人生を全うする」ことに感動、涙しました。

「ポネット」

墓地のラストシーン、死んだお母さんが出てきて、「愉しむことを覚えなさい」って言うところで涙しました。以降、私の座右の銘になりました（笑）。

「マイ・ライフ・アズ・ア・ドッグ」

これも小さな子どもがお母さんを亡くすお話ですが、ラストは温かく大好きな映画です。

同じ監督で「ギルバート・グレイプ」も良いですね。

「ドクトル・ジバゴ」

最近こういう真面目な大河歴史大作ってないですねー。「ラーラのテーマ」今聞いても胸がジーンとします。

「草原の輝き」エリア・カザン監督。若き日のウォーレン・ビーティとナタリー・ウッドが共演。

「フォー・ザ・ボーイズ」ベット・ミドラー大好き！

「遠い空の向こうに」

「スモーク」ブルックリン下町人情話。役者良し、音楽良し。

「ペーパームーン」とっても愉快なお話なので、泣けるかどうかはわかりませんが、あったかい涙が心に染みてきます。ライアン・オニールとテイタム・オニールが親子共演。

「山の郵便配達」次男坊って名前のワンコの後姿に涙。

一〇代のころ、フェリーニの「道」を観てザンパノと一緒に泣きましたが、あれは後悔の涙ですね……。悲しみを知って泣く涙で今回の趣旨には合わないですよね。

「ひまわり」なんかもそうなんでしょうね、久しく観ていませんが。

「その男ゾルバ」涙腺のゆるい人なら泣くかな？

マストロヤンニも好きなので「BAR《バール》に灯ともる頃」久しぶりに会った父と息子の一日。

「マカロニ」マストロヤンニとジャック・レモンが競演。

年寄りつながりで、おばあちゃんものをいくつか……。

「ローサのぬくもり」

「やさしい嘘」

「バウンティフルへの旅」

後、何かあったかな〜。

「誓い」オーストラリア時代のメル・ギブソン。彼の走る姿が良いです。

「ジプシーのとき」

ジプシーつながりで「僕のスウィング」この辺は音楽が感動の源かも？

こんなもんでしょうか……。なんか年寄りくさいチョイス……。

たぶん日垣さんはほとんど観ておられるんじゃないかと思います。

映画が好きなのでついつい書いてしまいました。》

ああ、この方はこのあたりで泣くのだなあ、または、ある時期に泣けたのだなあ、という想像が働き、リストを見ているだけでも楽しい気がします。「おばあちゃんもの」という分類も、ちょっとおかしかったです。

映画がお好きなだけでなく、記憶力も良いのですね。うらやましい。

あまり映画をご覧にならない方には、以上のリストは「?」かもしれません。

ともかく、これだけ映画通の方が《これで泣かなかったら代金返金、返品OK級で泣けます！》とおっしゃるのですから、観ないわけにはいきませんよね。代金返金、返品OKじゃなくて、「級」がミソかもしれませんが。

さて變臉とは、次々と、しかも瞬時に「お面」を変えてゆく、中国・四川《しせん》地方の伝統芸の一つです。変面王と呼ばれるその老人は、一匹の猿を連れて、路上で芸をしながら食べてきました。心残りは、その芸を息子に継げなかったことです。ずいぶん前に亡くなってしまったのでした。

ある日、老人は「人買い」から男の子を買います。食べることさえできない子どもたちが、売りに出されているのですね。日本でもそういう時代がありました。

老人は、まるで実の子のようにかわいがり、芸を仕込んでゆくのですが、あるとき本当は女の子であることを知ってしまいます。

変面の芸は、男の子にしか引き継ぐことができません。老人は、彼女を捨てます。が、必死にすがりつかれ、今度は「息子として」ではなく「まるで奴隷のように」働かせることで、食い扶持《ぶち》を与えるのですが、もう芸は教えません。

それでも彼女は、老人にその後も健気《けなげ》に尽くします。しかし、それが次々と裏目に出てしまい、ついに老人は……。

私もお約束しましょう。

代金返金、返品OK級で泣けます！

❖「ALWAYS　三丁目の夕日」

「泣ける」という点では、この映画を落とすわけにはいきません。

「良い映画」とか「感動する映画」と言っているのではありません。それは別の話です。「名作」という点では、「ローマの休日」や「カサブランカ」を挙げたいと思いますが、これらで「泣く」のはなかなか難しいでしょう。

「ひまわり」で泣けた人も（ある年代より上では）多いようですが、私は前にも書いたように「雪上に何千人も転がったイタリア兵士の中から、なぜロシア人少女が彼を選んだのか、そもそも、なぜ助けようと思ったのか」に引っかかってしまい、だめでした。

学生時代には「ホワイトナイツ」で泣けたのに、今度改めて観たらそうでもありません。チャップリンの「街の灯」も、30選に入れるかどうか最後まで悩みましたが、やはり泣けるというわけではありませんでした。生意気をお許しください。

「RENT　レント」も感動します。ただ、ブロードウェイでミュージカルを観てしまうと、この映画では泣けません。ごめんなさい。

「ALWAYS」は、回顧趣味的ファンタジーなのかもしれません。けれども、この映画をぼろくそに言った人でさえ「泣けることは泣けた」と言っているのが、おかしいですよね。

例えばノンフィクション作家の佐野眞一氏は、《こんなつまらない映画に金を払って》しまったことを後悔していると書きながら、《熟年の観客たちからすすり泣きの声が洩れた。かくいう私も子どものころを思い出して不覚にも涙を流してしまった》んだって（「読書日録」＝「週刊読書人」二〇〇六年一月六日号）。

もっと正直になりましょうよ。

過日、インタビュー番組で、作詞家の秋元康さんが、（もちろん、この映画とはまったく関係なく）こんなことを言っておられました。

「夜、自家用車を運転して高田馬場の交差点で信号待ちしていたら、学生たちが馬場の駅に向かって全力疾走していました。それを見ていて、急に泣けてきちゃったんですよ」

終電に間に合うために全力疾走することは、もうないだろう。自分は、あの年代には戻れない。でも、いい時代だったなあ――。

「ALWAYS」は、たぶん、そういう涙を誘う映画なのだと思います。

政治が混迷を続けているように、家族もまた迷路に入り込んでいる、というわけでは必ずしもありません。確かに、マスコミを通じて伝えられる「日本の家族」は、大抵ひどくイビツなものばかりです。

けれども、しっかり周囲を見渡せば、仲の良い家族はたくさんいます。まだまだ捨てたものではないのですよね、日本は。

観る前に泣いてしまうのではないか、というおそれはあったものの、まさかこれほどとは思いませんでした。

❖「象の背中」

ややこしい物語ではありません。

やさしくて、美しい、よくできた妻。頼りになる長男と、かわいい娘。一流企業の部長をつとめ、立派な家に住み、いつでも訪ねていける若い恋人まで。

そのような四八歳が、医師から「余命半年」と告げられます。

ストーリーや登場人物に、ひねくれたところがまったくなく（ビーチでの、コスプレまで着た、やや唐突なチアリーディングを除けば――それだけは正直に指摘しておくべきでしょう）、泣かせるツボを、あまりにもよく心得ています。

そして――。

ありがとう、という言葉がさまざまな人たちと交わされます。

「サンキュー」や「メルシー」とは、違うように思います。

ありがとう、話してくれて。ありがとう、一緒に生きてくれて。

自分には、最期まで伴走してくれる家族がいる、と思える人と、そうでない人とでは、感想も異なるかもしれません。肝心なことは、そういう違いではなく、映画を観て、あるいは原作を読んで、何かを語りたくなるかどうか、ではないでしょうか。

余命半年という前提がなければ、人はそれほど優しくなれないかもしれません。身勝手な男だという意見もあるでしょう。延命治療を受けるべきだという意見もあるに違いありません。

いろいろあって当然です。あんなに仲が良かったのに、ちょっとしたことで喧嘩別れしてしまった友人。会社が理不尽なことをしたのに、見て見ぬふりをしてしまった過去。人を傷つけたこと、おとしめたこと、切ったこと――そういう体験と一切無縁な人は、たぶんいないでしょう。

私も、すでに何人もの先輩や友人を不治の病で喪っています。本当は謝っておきたい、という件も少なからずあります。けれども、なかなか行動には移せません。そういうことは「ノーカウント」にしておきたいくらいです。

しかし誰もが、いつかは死にます。最愛の人とさえ、必ず別れがあります。自分を支えてくれた大勢の人たちに、心の底から「ありがとう」と言えるチャンスがあるだろうか。そんなことを考えさせてくれる作品です。

✣「ベンジャミン・バトン」「エレジー」「歩いても 歩いても」

二〇〇九年のアカデミー賞一三部門でノミネートされた「ベンジャミン・バトン 数奇な人生」は、八〇歳で生まれたベンジャミン（ブラッド・ピット）がどんどん若返ってゆくお話です。一二歳になったベンジャミンが、六歳の少女デイジーと出会い、その一五年後、美しさ絶頂のデイジーとベンジャミンは同じ年ごろの男女として再会します。次第に女は若さから遠ざかり始め、男はますます若くなっていく——。

実際には「ありえない」設定ではあるものの、その点さえ物語として呑みこめれば、きっと胸が熱くなるでしょうし、「老い」や「時間のずれ」について考えさせられ、やや動揺してしまいます。

アカデミー賞の有力候補と言われながら日本ではほとんど話題にならなかった「エレジー」も、とても尾を引く（印象に残る）映画でした。俳優の実年齢では、ペネロペ・クルスが三四歳、ベン・キングズレーは六五歳。

老いゆく男（の思考）が子どもで、若々しい女（の思考）が大人という設定です。ペネロペの美しさに見惚れつつ、官能的なシーンを何度も演ずる六五歳に脱帽させせられます。それにしても、男の年齢コンプレックスを取り払うには、この結末しかないのでしょうか。

邦画「歩いても　歩いても」は、同じ「老い」をテーマにしていても、前述二作品と異なり、官能シーンがまったくないどころか、実に日本的な映画です。

親の老い、というのは、たいていの人にとって切ないテーマでしょう。

こういう映画を観ていると、若いころの恋はともかく、生涯のパートナーにはどんな人が良いのだろう、と考えさせられます。突き詰めて言えば、弱ったときに寄り添ってくれる人か、こちらが元気なときには楽しい人か。

まあ、両方とも揃っていれば文句はないのでしょうが、なかなかねえ。

パートナーにイライラしたら、こういう映画を観る、というのが現実的なのかもしれません。

✣「SEX AND THE CITY」

このドラマは六シーズン続き、四年間の空白を置いて、初めて映画化されました。全米でも日本でも大ヒットしました。「下ネタを赤裸々に語り合う恋多き女四人」という異例の連作ですが、最大のテーマは「恋」や「セックス」ではなく「友情」であるように思えます。

ドラマの初回からすでに一〇年以上が過ぎました。かつて三〇代だった四人の女たちは、この映画では四〇代になっています。自分の裸体を大皿に見立て「寿司の女体盛《にょたい》り」をやって若い恋人へのサプライズを試みるサマンサは、もうすぐ五〇歳（女優の実年齢は五二歳！）です。

辣腕《らつわん》弁護士ミランダは、ドラマの初回では四〇歳という設定でしたから、今は五〇歳のはず。そのミランダは劇中二回も「濡れ場」を見せてくれるわけで、立派といいますか、すごいことですよね。

そのミランダはドラマのなかで年下のバーテンダー（スティーブ）と出会い、結婚して一児をもうけておりましたが、その子もすくすくと育っています。

さて、何と「半年ぶり」に夫婦でセックスをしている最中、夫は妻に「体位を変えてもいい？」と尋ね、妻（ミランダ）はこう答えたのでした。

「私は仕事が忙しいの。早く（今の体位のまま）イッちゃってくれる？」

その後、夫（スティーブ）は一夜だけの浮気に走ってしまいます。しかも、その事実を妻

（ミランダ）に告白。この手の告白は、一般的には小心者の偽善とされるところですけれども、今回にかぎって我々はスティーブに少しだけ同情したくなります。

ミランダは、まったく迷うことなくスティーブと別れることを決め、ひたすら夫の欠点をあげつらいます。悪いのは夫だ。もともと低収入だし、マナーもなっておらず、働く時間帯も違うし、彼は楽天家すぎる。義母も認知症ぎみで、わずらわしい――。

半年あまりが過ぎ、カウンセラーを介して、「もう一度やり直す」なら結婚を誓い合った場所（橋）で時刻を決めて落ち合う、という話が成立します。

もし、橋にどちらかが来なかったら離婚が成立、というその直前。

喫茶店でミランダは、夫の「短所と長所」をノートに書き分け始めます。

いくつもいくつもいくつも彼の短所と長所を書き連ねたあと、ミランダは目を閉じ、こう気づく場面があります。

「彼から見たら私こそ欠点だらけだ」

「SEX AND THE CITY」は軽薄な映画に思われがちですが、幸福や成長とは、「気づき」の先にあるのではないかと深く思える、なかなか感動的な映画でした。

❖「グラン・トリノ」

あのクリント・イーストウッドは、いつの間にかもう七九歳になっていたのですね。孤独な老人、というより、実にイヤなじじい役で最新作「グラン・トリノ」に主演し、監督も兼ねています。

四五本目の主演作にして二九回目の監督作品「グラン・トリノ」は、最新にして、おそらく最後のパーフェクトな名作になるのではないか。

この映画でも、老いた、しかし相変わらずイケているイーストウッドは銃を手入れし、実際に「あなたはまだ夕陽のガンマンか」という感じで撃つ場面もあります。しかし、そのラストでの「銃の使い方」は、これまでの作品にはまったくありえなかったものです。あまりにも衝撃的な終わり方であるにもかかわらず、そこに現代のアメリカにおける希望が垣間見える――。複雑なテーマを幾重にも扱いながらも、簡潔なストーリーに仕上げられ、実に感動的な映画になっていました。

日本での発売は二〇〇九年九月ですから、本書で紹介した「泣ける映画」のなかでは最も新しいDVDだと言えます。

ここ数年を振り返ってみても、例えば「硫黄島からの手紙」(〇六年作品)でイーストウッドは、東洋人(日本人)をサル扱いしないどころか、戦争の不条理とともに敵国側の英雄的側面を濃厚に描きました。その二年前につくられた「ミリオンダラー・ベイビー」（〇四年作品）では、若く美しい女性ボクサーが勝ち続ける前半と、負け試合の後遺症から寝たきりになる後半には著しい落差があり、安楽死をめぐる哲学的問題を提起しただけでなく、師弟愛と復帰と断念を通した大人の「本物の恋」が観る者の心を打ったに違いありません。

もともとイーストウッドという役者は、私が小学生のころから銀幕のなかで賞金稼ぎをし、裏切り者や悪役を格好よく殺していました。西部劇の主役である彼は、ゴルゴ13や水戸黄門や必殺仕事人たちのように、決してヤラレルことはないのです。この映画でも、かつての「荒野の用心棒」や「夕陽のガンマン」や「ダーティハリー」のように、ニヒルであり、常に強く、乱暴者であるばかりか、ひどく偏屈で、映画の冒頭で亡くなった妻の遺言を託された神父にすら侮蔑《ぶべつ》的態度をとり続け、しかも近所に増えつつあるモン族に対して露骨な人種差別主義者でもあるのです。

ところで、主としてラオスで生きてきたモン族は、かつてのベトナム（インドシナ）戦争でアメリカ軍の味方をしたという理由から、戦後、インドシナ半島で激しい差別と軽蔑の境遇を生き続けなければなりませんでした。ようやく最近になって米国側が正式にモン族に謝罪をし、希望者に対してアメリカへの移住を受け入れます。が、アメリカに移住したからといってモン族に平和と幸福が訪れるわけはありません。家屋は別としても、大人たちに職や年金が保証されるわけでもなく、その子どもたちは学費にも恵まれず、銃を使った強盗や違法ドラッグを売りさばく、というような〝仕事〟に従事する者が続出するのも無理なきこと。あのベトナム戦争の後遺症が、こんなところにも垣間見えるのですね。

この映画で重要な役割を果たす多くのモン族は、みな実際のモン族たちだそうです。

そうして、イーストウッド（ウォルト役）が、役柄としても八〇歳前後の老人として、もうそのまま逝ってしまってもいい年齢であるにもかかわらず、隣人のモン族との交流を通して、変わってゆく、つまり試練を通して成長してゆく過程に、まず涙が誘われます。

人間は何歳になっても変われる。その機会さえ見逃さなければ。息子との関係も、隣人たちとの関係も、神父との関係も、想像を超えて、しかし自然に変わってゆくのです。

映画のストーリーだけでなく、八〇歳にならんとする老俳優が、その年齢を重ねるにつれ、作品の質がまったく低下することなく、さらに名優かつ名監督になり、常に新分野を切り開き続ける、その諦めぬ姿自身も私たちには大きな励ましであるように思われるのです。

決して諦めないこと。そして遅くても走り続けること。他人の役に立つということは自分の生きがいになるということ――。

心が折れそうになったとき、ぜひお薦めしたい映画の筆頭です。

著者略歴

日垣　隆
ひがきたかし

一九五八年、長野県生まれ。作家・ジャーナリスト。

新聞・雑誌・書籍のほか、
ラジオ番組のホスト、海外取材等、多方面で活躍。

『そして殺人者は野に放たれる』（新潮文庫、新潮ドキュメント賞受賞）、

『知的ストレッチ入門』『ラクをしないと成果は出ない』（ともに大和書房）、

『裁判官に気をつけろ！』（文春文庫）、

『「無駄な抵抗はよせ」はよせ』（WAC　BUNKO）、

『すぐに稼げる文章術』『秘密とウソと報道』（ともに幻冬舎新書）

など著書多数。

公式サイト「ガッキィファイター」http://www.gfighter.com/

幻冬舎新書 144

折れそうな心の鍛え方

二〇〇九年九月三十日　第一刷発行
二〇一〇年九月　十　日　第八刷発行

著者　日垣　隆
発行人　見城　徹
編集人　志儀保博
発行所　株式会社　幻冬舎
〒一五一-〇〇五一　東京都渋谷区千駄ヶ谷四-九-七
電話　〇三-五四一一-六二一一（編集）
　　　〇三-五四一一-六二二二（営業）
振替　〇〇一二〇-八-七六七六四三
編集協力　青木由美子
ブックデザイン　鈴木成一デザイン室
印刷・製本所　株式会社　光邦

GENTOSHA

Printed in Japan　ISBN978-4-344-98145-4 C0295
ひ-1-3
幻冬舎ホームページアドレス http://www.gentosha.co.jp/
＊この本に関するご意見・ご感想をメールでお寄せいただく場合は、comment@gentosha.co.jp まで。

幻冬舎新書

日垣隆
すぐに稼げる文章術

メール、ブログ、企画書etc. 元手も素質も努力も要らない。「書ける」が一番、金になる――毎月の締切50本のほか、有料メルマガ、ネット通販と「書いて稼ぐ」を極めた著者がそのノウハウを伝授。

斎藤環
思春期ポストモダン
成熟はいかにして可能か

メール依存、自傷、解離、ひきこもり……「社会」を前に立ちすくみ確信的に絶望する若者たちに、大人はどんな成熟のモデルを示すべきなのか？　豊富な臨床経験と深い洞察から問う若者問題への処方箋。

五木寛之　香山リカ
鬱《うつ》の力

迫りくる一億総ウツ時代。うつ病急増、減らない自殺、共同体崩壊など、日本人が直面する心の問題を作家と精神科医が徹底的に語りあう。「鬱」を「明日へのエネルギー」に変える新しい生き方の提案。

山本ケイイチ
仕事ができる人はなぜ筋トレをするのか

筋肉を鍛えることは今や英語やITにも匹敵するビジネススキルだ。本書では「直感力・集中力が高まる」など筋トレがメンタル面にもたらす効用を紹介。続ける工夫など独自のノウハウも満載。